公共卫生数据科学
基于 Stata 应用

主编　　弋　英　　管益涛　　刘俊丽　　李凤华

　　　　李媛媛　　王志昱　　刘祥亮　　张　毅

中国海洋大学出版社
·青岛·

图书在版编目（CIP）数据

公共卫生数据科学：基于 Stata 应用 / 弋英等主编.
青岛：中国海洋大学出版社，2024. 12. -- ISBN 978-7-
5670-4060-1

Ⅰ. R195.1-39

中国国家版本馆 CIP 数据核字（2024）第 20248342LU 号

公共卫生数据科学：基于 Stata 应用
GONGGONG WEISHENG SHUJU KEXUE JIYU Stata YINGYONG

出版发行	中国海洋大学出版社			
社　　址	青岛市香港东路 23 号		邮政编码	266071
出 版 人	刘文菁			
网　　址	http://pub.ouc.edu.cn			
电子信箱	1774782741@qq.com			
责任编辑	邹伟真		电　　话	0532-85902533
印　　制	日照报业印刷有限公司			
版　　次	2024 年 12 月第 1 版			
印　　次	2024 年 12 月第 1 次印刷			
成品尺寸	185 mm × 260 mm			
印　　张	15			
字　　数	362 千			
印　　数	1~1000			
定　　价	78.00 元			

发现印装质量问题，请致电 0633-8221365，由印刷厂负责调换。

编 委 会

前　言

　　Stata 是一种功能完备的统计软件,应用于 Windows、Mac 以及 Linux 操作系统,可以为数据科学提供所需的数据操作以及可视化、统计和自动化报告。自 1985 年推出至今,Stata 不断更新,日趋完善,2024 年 6 月,更新至最新版本 Stata 18。

　　Stata 因操作简单且功能强大,是目前欧美流行的统计与计量软件,拥有众多用户。

　　本书主要介绍基于 Stata 的数据管理、汇总统计、数据可视化、探索性数据分析、假设检验、简单线性回归和多元线性回归等。

　　Stata 非官方命令下载平台为"统计软件成分"(Statistical Software Components, SSC),由 Boston College 维护,网址为 http://ideas.repec.org/s/boc/bocode.html。

　　从 SSC 下载 Stata 程序的命令为. ssc install newcommand。

　　所有下载与安装过程可自动完成(包括新命令的帮助文件)。

　　对于公共卫生系统的各级、各类专业技术人员来说,本书是一本实用的指导手册。主要适用于有数据统计分析需求的各级、各类专业技术人员,也可供相关专业高校学生或其他人员参考。

　　本书引用了一些公开发表的文献资料,在此不能一一列举,谨向这些文献的原作者表示谢意。

　　本书在编写过程中,疏漏在所难免,恳请各位专家和同行指正。

编　者

2024 年 7 月 29 日于济南

目　录

第一章　**Stata** 简介 ·· 1

第一节　Stata 的特点 ·· 1

第二节　Stata 用户界面 ·· 2

第三节　do- 文件 ··· 5

第四节　Stata18 系列版本简介 ··································· 7

第二章　**数据管理** ·· 9

第一节　数据调用与保存 ·· 9

第二节　了解数据 ··· 17

第三节　变量重新编码 ·· 22

第四节　创建新变量 ··· 24

第五节　数据合并 ··· 26

第六节　取子集 ·· 33

第七节　列表数据 ··· 39

第八节　排列观测值 ··· 42

第九节　数据重塑 ··· 43

第三章　**数据可视化** ·· 44

第一节　Stata18 图形方案 ······································ 45

第二节　直方图 ·· 53

第三节　散点图 ·· 57

第四节　条形图 ·· 62

第五节　箱线图 ·· 67

第六节　折线图 ·· 72

第四章　**汇总统计** ·· 83

第一节　定量变量汇总统计 ······································ 83

第二节　定性变量汇总统计 ······································ 92

第三节　定性变量与定量变量统计汇总 ······························ 98

第四节　面板数据汇总统计 ······································ 99

第五章　探索性数据分析 ·· 104
　第一节　了解数据 ··· 105
　第二节　定量变量的探索性分析 ··· 106
　第三节　定性变量的探索性分析 ··· 112
　第四节　定性变量与定量变量的探索性数据分析 ······························ 127

第六章　假设检验 ··· 131
　第一节　基本概念 ··· 131
　第二节　t 检验 ·· 132
　第三节　Wilcoxon 检验 ·· 144

第七章　方差分析 ··· 150
　第一节　单因素方差分析 ·· 150
　第二节　k 个独立样本 Kruskal-Wallis 检验 ····································· 161
　第三节　重复测量的方差分析 ·· 165
　第四节　Friedman 检验 ·· 169

第八章　简单线性回归 ··· 172
　第一节　概述 ·· 172
　第二节　线性相关性分析 ·· 176
　第三节　简单线性回归结果的分析与描述 ·· 187
　第四节　异常观测值 ··· 194
　第五节　残差分析 ··· 197
　第六节　异方差的处理 ·· 201
　第七节　稳健回归 ··· 206
　第八节　子样本回归 ··· 208

第九章　多元线性回归 ··· 210
　第一节　概述 ·· 210
　第二节　基于 Stata 的多元线性回归 ·· 212
　第三节　回归诊断 ··· 216
　第四节　最优子集选择 ·· 219
　第五节　逐步回归 ··· 225
　第六节　Lasso 回归 ·· 227

参考文献 ··· 232

第一章 Stata 简介

Stata 是一种功能完备的统计软件，应用于 Windows、MacOS 以及 Linux 操作系统，可以为数据科学提供所需的数据操作以及可视化、统计和自动化报告。自 1985 年推出至今，Stata 不断更新、日趋完善，2024 年 6 月，最新版本为 Stata 18。

近年来，Stata 的受欢迎程度迅速增长，在生物医学、流行病学、经济学、政治学、心理学和社会学领域尤其流行。

第一节 Stata 的特点

一、短小精悍、功能强大

Stata 18 安装文件不到 1GB，但包含了全部的统计分析、数据管理和绘图等功能，同时具有数据管理软件、统计分析软件、绘图软件、矩阵计算软件和程序语言的特点。分析性制图是 Stata 的一大强项，图形种类丰富，而且质量好，可通过窗口菜单或命令绘图，图形编辑器可以对生成的图片进行编辑修改，导出为 tif、eps、png、svg、pdf 等格式的文件，生成的图片可直接被图片处理软件或文字处理软件(如 Word)调用。

二、运算速度快

由于 Stata 在分析时将数据全部读入内存，在计算全部完成后才和磁盘交换数据，因此运算速度极快。

三、菜单式+命令操作方法

Stata 大部分操作既可以通过菜单来完成，同时也可以通过在命令窗口键入命令来完成。初学者可以在菜单的帮助下学习使用 Stata。

四、强大的编程功能

Stata 是可编程语言，具有强大的编程功能，在足够熟悉 Stata 后可以通过编写一些小程序，使数据分析更加快捷。

五、可靠性强

Stata 的所有方法都是经过验证的，正如官方所述，Stata 给出的计算结果都经过了验证。

六、模型种类丰富

Stata 相对 R 虽然可以安装的包不多，但公共卫生领域需要使用的方法在 Stata 基本上都能做到。Stata 提供了从简单的统计描述到复杂的多因素统计分析方法，比如 t 检验、卡方检验、方差分析、相关分析、秩和检验、生存分析、各类回归分析、时间序列分析、聚类分析、主成分分析、因子分析、多层与混合效应建模。

七、帮助和搜索功能

Stata 提供广泛的帮助、查找和链接功能，能轻松完成命令查询。当操作 Stata 时，可以选择 Help，取得与手册相连的在线帮助，包括对特定命令的帮助、最新更新、在线更新、《Stata 期刊》以及连接 Stata 的网址。选择 Search 可以对 Stata 的说明文档、网络资源或者这两者进行关键词搜索。

Stata 是一款收费软件，官方网址为 https://www.stata.com。打开网址进入官网首页后，可以了解 Stata 的产品、常见问题解答、Stata 新闻、《Stata 期刊》、说明文档和手册有关信息等。

第二节　Stata 用户界面

如果 Stata 图标不在计算机桌面上，可以通过单击"开始"，然后搜索 Stata 程序来打开 Stata；如果在桌面上，可以双击 Stata 图标来打开 Stata。

与大多数软件一样，Stata18 用户界面主要是由菜单栏、工具栏和 5 个主要窗口组成（图 1-1）。

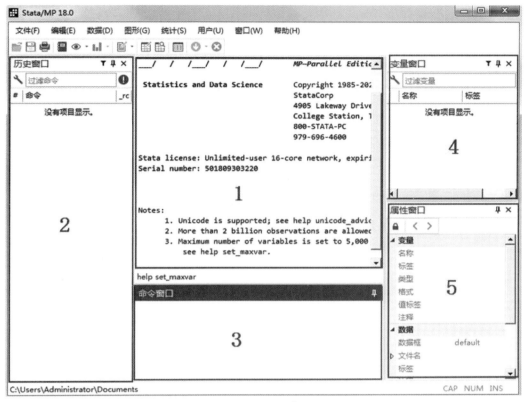

图 1-1　Stata 用户界面

一、菜单栏

Stata18 的菜单栏有"文件""编辑""数据""图形""统计""用户""窗口"和"帮助"8个功能选项。

文件：用于打开文件、导入数据、保存文件、关闭文件、打印文件、调用系统数据等。

编辑：包含复制、粘贴、删除、查找等功能。

数据：可以进行数据描述、数据编辑器、数据浏览、变量设置、矩阵运算等操作。

图形：制图菜单，制图种类主要包括散点图、点状图、柱状图、饼图等。

统计：包含各种统计和计量分析的功能。

用户：可以构建用户自己的菜单，包括数据、图表和统计等方面的设置和操作。

窗口：显示界面的操作，包括结果窗口、历史窗口、命令窗口、变量窗口和属性窗口。

帮助：对用户未知的功能提供简单的帮助。

二、工具栏

位于菜单栏下方，工具栏按钮可以快速访问 Stata 常用的功能，从左向右依次是"打开""保存""打印结果""日志""新浏览器""将图形窗口置于前端""新 Do-file 编辑器""数据编辑器(编辑)""数据编辑器(浏览)""变量管理器"等，工具栏按钮与功能见表 1-1。

表 1-1 工具栏按钮与功能

	打开 Stata 数据集。单击按钮,使用"打开"对话框打开数据集
	将当前内存中的 Stata 数据保存到磁盘
	显示窗口列表。选择窗口名称以打印其内容
	开始新日志或关闭、挂起或恢复当前日志
	打开查看器或将查看器置于所有其他窗口的前面。单击打开新的查看器
	点击按钮将"图形"窗口置于所有其他窗口最前面
	新 Do-file 编辑器
	数据编辑器(编辑)
	在浏览模式下打开数据编辑器
	打开变量管理器

三、窗口

Stata18 用户界面有 5 个主要窗口,除结果窗口外,每个窗口的标题栏中都有其名称。这 5 个窗口通常在 Stata 打开时使用。

1. 结果窗口

结果窗口位于命令窗口的正上方,所有命令的结果(包括命令内容、命令的数据结果等)都会在结果窗口中展示出来,可以滚动浏览结果窗口来查看所做的工作。在结果窗口单击右键然后单击"清除结果"可完成清屏。

2. 历史窗口

历史窗口位于用户界面左侧。启动 Stata 18 以来执行过的所有命令会依次在该窗口中列出。

(1)在该窗口单击任意一条命令,该命令会再次出现在命令窗口。

(2)双击则会重新执行该命令。

3. 命令窗口

命令窗口位于界面中下方。命令从命令窗口提交到 Stata。命令窗口支持基本文本编辑、复制和粘贴、命令历史记录等。在命令窗口内输入准备执行的命令,回车后即开始执行。

在命令窗口中,点击"Page Up",会在命令历史记录中后退一步;点击"Page Down",则会逐步浏览命令历史记录。

4. 变量窗口

变量窗口位于界面右上方。默认显示当前 Stata 数据文件中的所有变量名称以及标签。

(1)在该窗口双击任意一个变量,该变量会再次出现在命令窗口。

(2)在该窗口单击任意一个变量,该变量信息会出现在右下角的属性窗口中。

5. 属性窗口

属性窗口位于界面右下方,显示当前 Stata 数据文件中指定变量属性以及数据属性。

第三节　do-文件

一、创建与保存 do-文件

将一系列 Stata 命令保存成一个文本文件,这个文件称为 do- 文件。使用 Stata 的 do- 文件编辑器是一种创建此类文本文件的简便方式。

鼠标左键单击工具栏上的"新 Do-file 编辑器",启动 do- 文件编辑器。

do- 文件编辑区输入 Stata 命令完成后,鼠标左键单击图 1-2 工具栏的保存按钮保存。也可以通过在 Stata 命令窗口键入以下命令启动 do- 文件编辑器:

. doedit

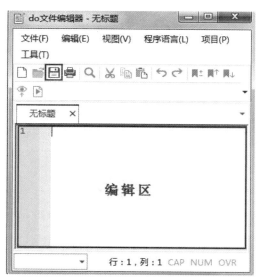

图 1-2 do 文件编辑器界面

二、运行 do-文件

在 Stata 命令窗口键入以下命令启动 C 盘根目录下文件名称为"dat_m.do"的 do-文件:

. do "C:\dat_m.do"

三、命令注释

在 Stata 中,注释只是为了提供代码的可读性,不会被 Stata 执行,可以使用以下方式来注释代码。

1. 一行注释

一行注释用"*"作为注释开头。

例如：

* 打开数据文件

use "C:\NHANES2009sub.dta"

2. 行内注释

行内注释在代码行末尾添加注释，使用两个正斜杠"//"开头。

例如：

use "C:\NHANES2009sub.dta" // 打开数据文件

3. 块注释

块注释用"/*"开头，用"*/"结尾。

例如：

/* 打开数据文件

NHANES2009sub.dta */

use "C:\NHANES2009sub.dta"

含有注释符的命令，一般只用在 do- 文件中(图 1-3)。在命令窗口输入含有注释符的命令，容易报错！

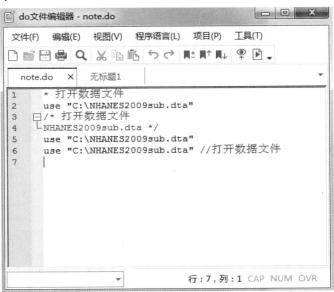

图 1-3　note.do 文件内容

note.do 文件的运行结果

. do "C:\note.do"

. * 打开数据文件

. use "C:\NHANES2009sub.dta"

```
.  /* 打开数据文件
>  NHANES2009sub.dta */
.  use "C:\NHANES2009sub.dta"
.  use "C:\NHANES2009sub.dta" // 打开数据文件
.
end of do-file
```

四、代码跨行

如果一条命令字符特别多,可在第一行末尾使用三个连续的斜杠"///"表示此命令持续到下一行,该命令只有在读取完不以"///"结尾的那一行之后才会执行。

含有"///"的命令,一般只用在 do- 文件中。在命令窗口输入,容易报错!

例如:

```
use "C:\NHANES2009.dta"
histogram height, ///
bin(10) percent addlabel ///
xtitle(" 身高(cm)") ytitle(" 相对频数(%)") ///
xsize(3.573) ysize(2.596)
```

第四节 Stata18 系列版本简介

Stata/BE:基础版,用于中型数据集;Stata/SE :标准版, 用于更大的数据集;Stata/MP:最快的 Stata 版本(适用于四核,双核和多核 / 多处理器计算机),可以分析最大的数据集。

Stata/SE 和 Stata/BE 的区别仅在于可以分析的数据集大小不同。与 Stata/BE(最多 798 个)相比,Stata/SE(最多 10 998 个)和 Stata/MP(最多 65 532 个)可以拟合具有更多自变量的模型。Stata/SE 和 Stata/BE 最多可以分析 20 亿个观测值,Stata/MP 最多可以分析 200 亿个观测值。

任何一台计算机都可以利用 Stata/MP 的多核心处理器功能。这包括 Intel i3, Intel i5, Intel i7, Intel i9, Xeon, Celeron 和 AMD multi-core chips。在双核芯片上,根据耗时的估算命令,Stata/MP 的总体运行速度提高 40%,在重要的位置运行速度提高 72%。

购买 Stata/MP 许可证,最多可调用计算机处理器的内核数量为 64 个。如果您的计算机处理器具有 8 个内核,则可以为 8 个内核、4 个内核或 2 个内核。Stata 18 各系列版本的特点见表 1-2。

表 1-2　Stata18 各系列版本的特点

产品特点	Stata/BE	Stata/SE	Stata/MP
变量的最大数量	2 048	32 767	120 000
最大观测数量理论最大值	2 147 483 619	2 147 483 619	1 099 511 627 775
自变量的最大数量	798	10 998	65 532
使用 500 万 obs 和 10 个协变量运行逻辑回归的时间,多核支持	1-core 10.0 sec	1-core 10.0 sec	2-core　4-core　4+ 5.0 sec　2.6 sec　更快
完整的统计功能套件	√	√	√
出版物质量的图形	√	√	√
矩阵编程语言	√	√	√
完整的 PDF 文档	√	√	√
卓越的技术支持	√	√	√
版本更新	√	√	√
64 位版本	√	√	√
Windows, macOS, Linux	√	√	√

State 18 的统计分析能力见表 1-3。

表 1-3　Stata18 的统计分析能力

统计分析能力	能力介绍
数值变量资料的一般分析	参数估计,t 检验,单因素和多因素的方差分析,协方差分析,交互效应模型,平衡和非平衡设计,嵌套设计,随机效应,多个均数的两两比较,缺项数据的处理,方差齐性检验,正态性检验,变量变换等
分类资料的一般分析	参数估计,列联表分析(列联系数,确切概率),流行病学表格分析等
等级资料的一般分析	秩变换,秩和检验,秩相关等
相关与回归分析	简单相关,偏相关,典型相关以及多达数十种的回归分析方法,如多元线性回归、逐步回归、加权回归、稳键回归、二阶段回归、百分位数(中位数)回归、残差分析、强影响点分析、曲线拟合、随机效应的线性回归模型等
其他方法	质量控制,整群抽样的设计效率,诊断试验评价,kappa 等

State 18 图形制作见表 1-4。

表 1-4　Stata18 图形制作

条形图 (Bar charts)	直方图 (Histograms)
饼图 (Pie charts)	点图 (Dot charts)
面积图 (Area charts)	填充和轮廓等高线图 (Filled and outlined contour plots)
箱线图 (Box plots)	穗地块 (Spike plots)
散点图矩阵(Scatterplot matrices)	线型图 (Line charts)
双向图 (Two-way scatterplots)	

第二章 数据管理

数据管理是利用计算机硬件和软件技术对数据进行有效的收集与合并、变量重新编码、变量变换、数据清洗等,使其适合分析的需求。

第一节 数据调用与保存

一、Stata 内置数据集

安装 Stata 时,会自带一些供练习用的范例数据集。使用 use 和 sysuse 均可调用内置数据, 使用 use 须指定文件路径。

以 cancer 数据集为例,使用 use 命令调用,需指定具体的存储路径:

. use "C:\Program Files\Stata18\ado\base/c/cancer.dta", clear

相比之下,若用 sysuse 命令,则可以直接调入:

. sysuse cancer.dta, clear

Stata 内置数据见表 2-1。

表 2-1 Stata 内置数据集

文件名称	数据名称	观测记录／条	变量／个
auto.dta	1978 年汽车数据	74	12
autornd.dta	1978 年汽车数据	74	3
bplong.dta	血压数据(长格式)	240	5
bpwide.dta	血压数据(宽格式)	120	5
cancer.dta	药物试验中的患者生存率	48	8
census.dta	1980 年各州人口普查数据	50	13
citytemp.dta	城市温度数据	956	6
educ99gdp.dta	教育与 GDP	10	3
gnp96.dta	1996 年国民生产总值	142	2
lifeexp.dta	预期寿命(1998 年)	68	6
network1.dta	网络数据	77	7
network1a.dta	网络数据	77	11

续表

文件名称	数据名称	观测记录／条	变量／个
nlsw88.dta	NLSW,1988 年摘录	2 246	17
nlswide1.dta	1968 年全国 14~24 岁年轻女性纵向调查	9	19
pop2000.dta	2000 年美国人口普查按年龄和性别划分的人口	17	20
sandstone.dta	俄亥俄州某地区拉蒙特砂岩的海底高程	6 400	4
sp500.dta	标准普尔 500 指数	248	7
surface.dta	NOAA 海面温度	612	5
tsline1.dta	两个模拟时间序列	200	3
tsline2.dta	365 天消耗热量的模拟数据	365	4
uslifeexp.dta	1900-1999 年美国预期寿命	100	10
uslifeexp2.dta	1900-1940 年美国预期寿命	41	2
voter.dta	1992 年美国总统选举	15	5
xtline1.dta	365 天消耗热量的模拟数据	1 095	3

二、Stata 在线数据集

Stata 在线数据集按手册名字分类,共包含数百个示例数据集。以用户指南手册中的数据集为例。

1. Stata 18 手册

基本参考手册 [R]

贝叶斯分析参考手册

贝叶斯模型平均参考手册

因果推断和治疗效果评估参考手册

选择模型参考手册

自定义表格和收集结果参考手册

数据管理参考手册

扩展回归模型参考手册[ERM]

有限混合模型参考手册

图形参考手册

项目反应理论手册 [IRT]

Lasso 参考手册

纵向数据／面板数据手册

Meta 分析手册

多层混合效应手册

多重替代法手册

多元统计手册

功效和样本数量手册

编程手册

空间自回归模型手册

结构方程模型手册

调查数据手册

生存分析手册

时间序列分析 手册

用户指南 [U]

2. 用户指南中的数据集

第一章 绪论

     auto.dta

     nlswork.dta

第二章 Stata 简介

     lbw.dta

     auto.dta

第三章 学习和使用 Stata 的资源

     oddeven.dta

第六章 管理内存

     regsmpl.dta

第八章 错误消息和返回代码

     auto.dta

     citytemp.dta

第十一章 语法

     census12.dta

     auto.dta

     gxmpl1.dta

     gxmpl2.dta

     citytemp3.dta

     nlswork.dta

第十二章 数据

     gxmpl3.dta

     auto.dta

     format.dta

     gxmpl4.dta

     gxmpl5.dta

第十三章 函数和表达式

     fvex.dta

     gxmpl6.dta

     gxmpl7.dta

  gxmpl8.dta

  gxmpl9.dta

第十四章 矩阵表达式

  auto.dta

  fvex.dta

第十五章 保存和打印输出－日志文件

  census5.dta

第十六章 Do-file

  census5.dta

第十八章 Stata 编程

  auto.dta

第二十章 估计和后估计命令

  auto2.dta

  regress.dta

  lbw3.dta

  systolic.dta

  nhanes2.dta

  nlsw88b.dta

  yield.dta

  cholesterol.dta

  auto7.dta

第二十一章 创建报告

  auto.dta

第二十四章 使用字符串

  hbp2.dta

第二十五章 使用日期和时间

  datexmpl2.dta

第二十六章 使用分类数据和因子变量

  agexmpl.dta

  fvex.dta

  censusfv.dta

  estimability.dta

第二十九章 使用互联网更新

  chapter28.dta

Stata 在线数据集使用 webuse 命令下载使用。

  命令 webuse 的特点是可以直接在线导入 Stata 手册里使用的数据而不需指定具体网络路径，因为 web set 已经默认设定了网络地址为 Stata 官网的手册地址。

  例如，以下两条命令语句等价：

```
. use http://www.stata-press.com/data/r15/lifeexp, clear
. webuse lifeexp, clear
```

三、外部数据

常用外部数据格式见表 2-2。

表 2-2 常用外部数据格式

格式	扩展名	说明
Excel 电子表格	.xls	Excel 1997—Excel 2003 电子表格文件展名
Excel 电子表格	.xlsx	Office Excel2007、2010、2013、2016、2019 电子表格文件展名
文本数据(以逗号分隔)	.csv	将电子表格另存为以逗号分隔的文本文件
文本数据(以制表符分隔)	.txt	将电子表格另存为以制表符分隔的文本文件
SAS 数据	.sas7bdat	SAS 软件中常用的数据文件格式
SAS V5 传输文件格式	.XPT	SAS 公司设计的数据传输格式,用来导出 SAS 数据集到其他软件或应用平台,也叫 SAS XPORT 文件
SPSS 数据	.sav	SPSS 软件默认数据格式
dBase 数据	.dbf	dBase 关系型数据库管理系统默认数据格式

四、SAS V5 传输文件格式数据的获取

美国国家健康和营养检查调查 (National Health and Nutrition Examination Survey,简称 NHANES) 是一项基于人群的横断面调查,旨在收集美国成人和儿童的健康和营养状况信息,是美国最大的健康信息来源之一。

第一个 NHANES 计划始于 1960 年。自 1999 年以来,这项调查每年对全国 15 个不同县的约 5 000 人进行调查。每个参与者都为这项研究做出了重要贡献,代表了该国大约 65 000 名像他们一样的人。在过去 20 多年中,NHANES 以 2 年为一个周期公开发布约 10 000 名参与者的数据,目前已对外发布 13 个周期的调查数据,每个周期包括 260 多个调查子项和 1 400 多个研究变量。

调查结果用于确定主要疾病的患病率和疾病的风险因素,评估营养状况及其与健康促进和疾病预防的关系,也是衡量身高、体重和血压等国家标准的基础,有助于制定合理的公共卫生政策,指导和设计卫生项目和服务,并丰富国民的健康知识。

NHANES 拥有庞大的数据资源,并且完全开放免费下载,如果需要,可以将多年数据合并,完全不必担心样本量不够(图 2-1)。

打开下载地址:https://www.cdc.gov/nchs/nhanes/index.htm

点击"Survey Data and Documentation",出现多个周期的 NHANES 数据。

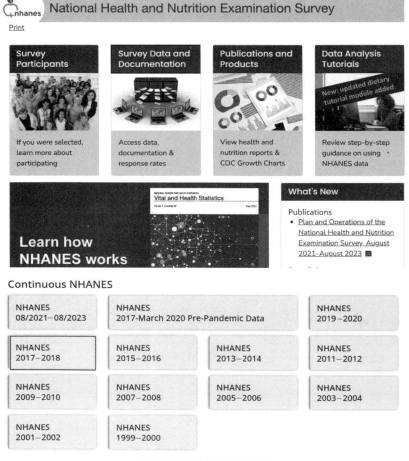

图 2-1 NHANES 数据周期

每个周期包含六个数据模块，以"NHANES 2017—2018"为例，见图 2-2。

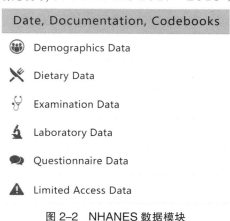

图 2-2 NHANES 数据模块

问卷调查：该模块是针对调查对象的问卷，共 40 个数据模块，包括人口学统计(性别、年龄、教育、婚姻、收入等)、肾脏情况、口腔健康情况、睡眠情况等。

家庭调查:该模块是针对调查对象家庭情况的问卷,共 9 个数据模块,包括消费者行为、人口背景、职业、健康保险等信息。

移动检查车调查:该模块是在移动检查车上调查的问卷,共 33 个数据模块,包括肾脏疾病 / 泌尿外科调查问卷、前列腺疾病调查问卷、饮酒情况、吸烟情况等。

身体检查:共 39 个数据模块,这部分也是在移动检查车上(MEC)进行的,相当于一个小型的健康体检中心,NHANES 会让医生在车上为调查人员提供专业的检查,包括骨密度、髋关节及脊柱检查、听力检查、口腔检查、心血管健康检查等。

检查后随访:在 MEC 后 NHANES 会跟踪随访,共 6 个数据模块,包括灵活的消费者行为调查模块、第二天的饮食情况、针对丙型肝炎的随访、针对前列腺特异抗原后续随访。

实验室检查:共有 131 个数据模块,包括常见的疾病诊断的生物标记,包含对血液、尿液、头发、空气、结核病皮肤测试以及家庭灰尘和水样本的分析结果。

人口统计文件中还包含调查设计变量,例如权重、分层和初级抽样单位以及人口统计变量。模块包含的数据文件,以移动检查车调查模块(Examination Data)为例,见表 2-3。

表 2-3　Examination Data 模块数据文件目录

数据文件名称	数据文件
Audiometry	AUX_J Data
Audiometry - Acoustic Reflex	AUXAR_J Data
Audiometry - Tympanometry	AUXTYM_J Data
Audiometry - Wideband Reflectance	AUXWBR_J Data
Blood Pressure	BPX_J Data
Blood Pressure - Oscillometric Measurements	BPXO_J Data
Body Measures	BMX_J Data
Dual-Energy X-ray Absorptiometry - Android/Gynoid Measurements	DXXAG_J Data
Dual-Energy X-ray Absorptiometry - Femur	DXXFEM_J Data
Dual-Energy X-ray Absorptiometry - Spine	DXXSPN_J Data
Dual-Energy X-ray Absorptiometry - Whole Body	DXX_J Data
Liver Ultrasound Transient Elastography	LUX_J Data
Oral Health - Dentition	OHXDEN_J Data
Oral Health - Recommendation of Care	OHXREF_J Data

从中选取要下载的文件,点击"下载",然后保存到指定路径备用。

五、数据调用

1. 打开格式为".dta"的数据

Stata 默认的数据文件是后缀名为".dta"的文件。当源数据是"dta"格式数据时,可使用"use"命令+数据的路径、名称读入数据。以读入电脑 F 盘下"\Data\Data.dta"为例,命令为

. use " F:\data\Data.dta", clear

点击Stata18用户界面工具栏中的"数据编辑器(浏览)"图标即可查看全部数据。

2. 导入文本数据(以逗号分隔)

. import delimited "F:\data\Data.csv", clear

3. 导入 Microsoft Excel 1997-2003 工作表 (.xls)

. import excel "F:\data\Data.xls",clear

4. 导入 Microsoft Excel 工作表 (.xlsx)

. import excel "F:\data\Data.xlsx",clear

5. 导入 SAS XPORT 版本 5 传输格式数据(.XPT)

. import sasxport5 "F:\data\Data.XPT", clear

6. 导入 SPSS 数据

. import spss using "F:\data\Data.sav", clear

7. 导入 dBase 数据

. import dbase using "F:\data\Data.dbf", clear

8. 导入文本数据(以制表符分隔)

. import delimited "F:\data\Data.txt", clear

9. 导入 SAS 数据

. import sas using "C:\auto.sas7bdat", clear

六、数据保存与导出

内存中的数据,可以保存为 Stata 默认的数据文件格式,也可以导出为其他常用数据格式文件。

1. 导出 Excel 电子表格(.xls,.xlsx)

. export excel using "C:\Data.xls"

2. 导出文本数据(以逗号分隔)

. export delimited using "C:\Data.csv", replace

3. 导出 SPSS 数据格式文件

. export spss using "F:\data\Data.sav", replace

4. 导出 SAS 数据格式文件

. export sasxport5 "C:\Data.xpt", replace

5. 导出 dBase 数据格式文件

. export dbase using "C:\Data.dbf", replace

6. 保存为 Stata 默认的数据文件格式

```
. save "F:\data\Data.dta"
```

第二节 了解数据

本节数据使用 NHANES 2009 的一个数据子集,包含 10 个变量,6 257 条观测记录。

表 2-4 NHANES2009 数据子集中的变量

变量名称	注释	备注
Gender	性别	male or female
Age	年龄(年)	80 岁或以上的记为 80
AgeDecade	从年龄派生的类别变量	级别为 0~9,10~19,…,70+
Race1	种族	Mexican, Hispanic, White, Black, or Other
BMI_WHO	体重指数类别	针对 2 岁或 2 岁以上的参与者
BPSysAve	平均收缩压(mmHg)	
BPDiaAve	平均舒张压(mmHg)	
DirectChol	高密度脂蛋白胆固醇(mmol/L)	针对 6 岁或以上的参与者报告
TotChol	总胆固醇(mmol/L)	针对 6 岁或以上的参与者进行报告
Diabetes	是否患有糖尿病	针对 1 岁或 1 岁以上的参与者,Yes or No

一、描述内存或文件中的数据

描述内存或文件中的数据使用 describe 命令。describe 生成内存中数据集或以 Stata 格式存储数据的摘要,对于变量名称的紧凑列表,使用 describe,simple。

1. 描述内存中的数据

```
. use "C:\NHANES2009sub.dta"
. describe
```

```
Contains data from C:\NHANES2009sub.dta
 Observations:          6,257
   Variables:             10                 25 Jun 2024 13:19
```

Variable name	Storage type	Display format	Value label	Variable label
gender	str6	%9s		Gender
age	byte	%8.0g		Age
agedecade	str6	%9s		AgeDecade
race1	str8	%9s		Race1
bmi_who	str12	%12s		BMI_WHO

bpsysave	int	%8.0g		BPSysAve
bpdiaave	int	%8.0g		BPDiaAve
directchol	float	%9.0g		DirectChol
totchol	float	%9.0g		TotChol
diabetes	str3	%9s		Diabetes

2. 描述内存数据中"b"开头的变量

`. describe b*`

Variable name	Storage type	Display format	Value label	Variable label
bmi_who	str12	%12s		BMI_WHO
bpsysave	int	%8.0g		BPSysAve
bpdiaave	int	%8.0g		BPDiaAve

3. 描述内存中数据的属性

`. describe, short`

```
Contains data from C:\NHANES2009sub.dta
 Observations:          6,257
    Variables:             10                   25 Jun 2024 13:19
```

4. 描述文件中的数据

描述文件中的数据，在不打开数据集的情况下描述.dta 格式文件。

`. describe using "C:\NHANES2009sub.dta"`

```
Contains data
 Observations:          6,257                   25 Jun 2024 13:19
    Variables:             10
```

Variable name	Storage type	Display format	Value label	Variable label
gender	str6	%9s		Gender
age	byte	%8.0g		Age
agedecade	str6	%9s		AgeDecade
race1	str8	%9s		Race1
bmi_who	str12	%12s		BMI_WHO
bpsysave	int	%8.0g		BPSysAve
bpdiaave	int	%8.0g		BPDiaAve
directchol	float	%9.0g		DirectChol
totchol	float	%9.0g		TotChol
diabetes	str3	%9s		Diabetes

二、描述数据内容

描述数据内容使用 codebook 命令。

1. 描述分类变量

`. codebook gender`

gender   Gender

                     Type: String (str6)

            Unique values: 2   Missing "": 0/6,257

              Tabulation: Freq.   Value
                          3,131   "female"
                          3,126   "male"

2. 描述连续变量

. codebook bpsysave

bpsysave   BPSysAve

                     Type: Numeric (int)

                    Range: [78,226]   Units: 1
            Unique values: 114   Missing .: 0/6,257

                     Mean: 120.019
                Std. dev.: 16.1752

              Percentiles: 10%   25%   50%   75%   90%
                               102   109   118   129   141

连续变量描述内容为均值,标准偏差,第 10、25、50、75 和 90 百分位数;全距,唯一值个数及缺失值个数。

分类变量描述内容为各因子水平的频数,唯一值个数以及缺失值个数。

3. 数据集中变量的摘要统计

. codebook, compact

Variable	Obs	Unique	Mean	Min	Max	Label
gender	6257	2	.	.	.	Gender
age	6257	60	45.61947	20	79	Age
agedecade	6257	6	.	.	.	AgeDecade
race1	6257	5	.	.	.	Race1
bmi_who	6257	4	.	.	.	BMI_WHO
bpsysave	6257	114	120.019	78	226	BPSysAve
bpdiaave	6257	94	70.57328	0	116	BPDiaAve
directchol	6257	103	1.371427	.39	4.03	DirectChol
totchol	6257	240	5.083962	1.53	13.65	TotChol
diabetes	6257	2	.	.	.	Diabetes

命令 codebook, compact 汇总了数据集中的变量,包括变量标签。这是一个 summary 命令的替代方法。

三、显示变量的数据属性

inspect 命令提供数字变量的快速摘要,报告负数、零、正数、整数、非整数、唯一值的数量以及缺失值的数量,并产生一个小的直方图。它的目的不是分析,而是让你快速熟悉未知数据。

1. 数据集中所有数值变量的摘要

数据集中所有数值变量的摘要,使用 inspect 命令。

2. 数据集中单一数值变量 bpsysave 的摘要

```
. inspect bpsysave
```

bpsysave: BPSysAve

				Number of observations		
				Total	Integers	Nonintegers
	#		Negative	-	-	-
	#		Zero	-	-	-
	#		Positive	6,257	6,257	-
	#					
	#		Total	6,257	6,257	-
#	#	# . .	Missing	-		

```
78                    226                          6,257
(More than 99 unique values)
```

结果显示,变量 bpsysave 共有 6 257 条记录,其中缺失值数量为 0,超过 99 个唯一值,全为正数,变量范围从 78 到 226。

3. 分类变量 gender (性别)每个因子水平对应的数值变量 bpsysave 的摘要

```
. bysort gender: inspect bpsysave
```

-> gender = female

bpsysave: BPSysAve

				Number of observations		
				Total	Integers	Nonintegers
	#		Negative	-	-	-
	#		Zero	-	-	-
	#		Positive	3,131	3,131	-
#	#					
#	#		Total	3,131	3,131	-
#	#	# . .	Missing	-		

```
78                    226                          3,131
(More than 99 unique values)
```

```
-> gender = male
```

bpsysave: BPSysAve		Number of observations		
		Total	Integers	Nonintegers
	Negative	-	-	-
	Zero	-	-	-
	Positive	3,126	3,126	-
	Total	3,126	3,126	-
	Missing	-		

```
    |        #
    |        #
    |        #
    |        #
    |        #
    |  #  #  #  .  .
    +------------------
    80              212
(More than 99 unique values)        3,126
```

结果显示,女性中变量 bpsysave 共有 3 131 条记录,其中缺失值数量为 0,超过 99 个唯一值,全为正数,变量范围从 78 到 226;男性中变量 bpsysave 共有 3 126 条记录,其中缺失值数量为 0,超过 99 个唯一值,全为正数,变量范围从 80 到 212。

4. 符合某一条件的数值变量的摘要

年龄大于 60 岁人群变量 bpsysave 的摘要如下。

```
. inspect bpsysave if age>60
. inspect bpsysave if age>60
```

bpsysave: BPSysAve		Number of observations		
		Total	Integers	Nonintegers
	Negative	-	-	-
	Zero	-	-	-
	Positive	1,240	1,240	-
	Total	1,240	1,240	-
	Missing	-		

```
    |        #
    |        #
    |        #
    |        #  #
    |        #  #
    |  #  #  #  .  .
    +------------------
    80              212
    (98 unique values)           1,240
```

结果显示,年龄大于 60 岁的人群中变量 bpsysave 共有 1 240 条记录,其中缺失值数量为 0,98 个唯一值,全为正数,变量范围从 80 到 212。

四、缺失值

Stata 中共有 23 个类型的数值型缺漏值:"." 为系统缺漏值;.a, .b, .c, …, .z 为扩展缺漏值。数值型缺漏值(".")大于一切自然数,即"非缺漏值$<.a<.b<\cdots<.z$"。

有些命令,如 sum, regress, generate 等,会自动忽略缺漏值;有些命令,如 count, keep 等,则会将"."视为一个无穷大的数值。

删除变量缺漏值可以使用如下命令中的任意一条。例如,删除变量 bmxht 的缺漏值:

```
keep if bmxht!=.
drop if missing(bmxht)
drop if bmxht == .
```

ssc install mdesc// 安装外部命令 mdesc,显示变量的缺漏值数量、总数量以及缺漏比例。

该命令可以识别数值型变量和字符型变量,它不仅可以查看变量缺失值的样本量,还可以看其分布。

```
. mdesc

    Variable  |  Missing       Total     Percent Missing
--------------+----------------------------------------
      gender  |        0       6,257              0.00
         age  |        0       6,257              0.00
    agedecade |        0       6,257              0.00
       race1  |        0       6,257              0.00
     bmi_who  |        0       6,257              0.00
    bpsysave  |        0       6,257              0.00
    bpdiaave  |        0       6,257              0.00
   directchol |        0       6,257              0.00
     totchol  |        0       6,257              0.00
     diabetes |        0       6,257              0.00
--------------+----------------------------------------
```

第三节　变量重新编码

本节数据使用 NHANES2017—2018 周期的数据文件人口统计数据(DEMO_J.XPT)。

1. 变量 riagendr(性别)重新编码

变量 riagendr(性别)是一个编码字段,变量值 1,2 对应于编码值(男性、女性)。变量重新编码就是用编码值(男性、女性)替换原始值 1,2,把变量 riagendr 中的字段重新编码为男性、女性,而不是 1,2(表 2-5)。

表 2-5　变量 riagendr(性别)的变量值与编码值

代码	描述	计数	累计
1	Male	5 096	5 096
2	Female	5 053	10 149
.	Missing	0	10 149

. import sasxport5 "E:\DEMO_J.XPT", clear

. keep seqn riagendr ridageyr ridreth1

＊定义性别数值标签 lab_riagendr

```
. label define lab_riagendr 1 "Male" 2 "Female"
```
* 将定义好的性别数值标签 lab_riagendr 添加到变量 riagendr 上
```
. label values riagendr lab_riagendr
. codebook riagendr
```

---

riagendr   Gender

```
                    Type: Numeric (double)
                   Label: lab_riagendr

                   Range: [1,2]                     Units: 1
           Unique values: 2                      Missing .: 0/9,254

              Tabulation: Freq.   Numeric  Label
                          4,557         1  Male
                          4,697         2  Female
```

2. 变量 ridreth1(种族)重新编码

变量 ridreth1(种族)也是一个编码字段,其变量值与编码值对应关系见表2-6。

用编码值替换原始值,ridreth1 中的字段被重新编码为 Mexican American,Other Hispanic,Non-Hispanic White,Non-Hispanic Black,Other Race, 而 不 是 1,2,3,4,5。

表2-6 变量 ridreth1(种族)的变量值与编码值

代码	描述	计数	累计
1	Mexican American	2 157	2 157
2	Other Hispanic	1 201	3 358
3	Non-Hispanic White	4 115	7 473
4	Non-Hispanic Black	2 211	9 684
5	Other Race	465	10 149
.	Missing	0	10 149

```
. import sasxport5 "E:\DEMO_J.XPT", clear
. keep seqn riagendr ridageyr ridreth1
```
* 定义种族数值标签 lab_ridreth1
```
. label define lab_ridreth1 1 "Mexican American" ///
> 2 "Other Hispanic" 3 "Non-Hispanic White" ///
> 4 "Non-Hispanic Black"5"Other Race"
```
* 将定义好的种族数值标签 label 添加到变量上
```
. label values ridreth1 lab_ridreth1
. codebook ridreth1
```

ridreth1   Race/Hispanic origin

```
              Type: Numeric (double)
             Label: lab_ridreth1

             Range: [1,5]                          Units: 1
     Unique values: 5                            Missing .: 0/9,254

       Tabulation: Freq.    Numeric  Label
                   1,367          1  Mexican American
                     820          2  Other Hispanic
                   3,150          3  Non-Hispanic White
                   2,115          4  Non-Hispanic Black
                   1,802          5  Other Race
```

第四节　创建新变量

一、通过表达式创建新变量

创建新变量使用 generate 命令。generate 命令的基本形式是 generate newvar=exp,其中 newvar 是新变量名称,exp 是任何有效的表达式。

例如:generate new_weight = weight/1000

State 中运算符的定义见表 2-7。

表 2-7　Stata 中运算符的定义

算术		逻辑		关系(数字和字符串)	
+	加	!	不	>	大于
−	减	|	或	<	小于
*	乘	&	和	>=	大于或等于
/	除			<=	小于或等于
^	乘方			==	等于
				!=	不等于

二、切分连续变量生成分类变量

1. 通过命令指定分组区间创建多分类变量

先使用 sort 命令将数据由小到大排序,然后使用 recode 命令,并输入每组数据的区间范围,区间为前开后闭区间。

世界卫生组织BMI分类标准:

1 = Underweight (<18.5 kg/m²);

2 = Normal (18.5 to 24.9 kg/m²);

3 = Overweight (25.0 to 29.9 kg/m²);

4 = Obese (>30 kg/m²)

```
. use "C: NHANES.dta"
. drop if missing(bmxbmi)
. sort bmxbmi
. recode bmxbmi(min/18.5=1)(18.5/24.9=2)(24.9/29.9 =3) ///
> (29.9/max =4), generate(BMI_WHO)
* 定义体重指数数值标签lab_bmi
. label define lab_bmi 1 "Underweight" 2 "Normal" ///
> 3 " Overweight" 4 "Obese"
* 将定义好的种族数值标签label添加到变量上
. label values BMI_WHO lab_bmi
. tabulate BMI_WHO
```

RECODE of bmxbmi (Body Mass Index (kg/m**2))	Freq.	Percent	Cum.
Underweight	1,476	18.44	18.44
Normal	2,164	27.03	45.47
Overweight	1,957	24.45	69.92
Obese	2,408	30.08	100.00
Total	8,005	100.00	

2. 分割连续变量创建二分类变量

通过条件函数$cond(x,a,b)$将数据分为两组,满足x则返回a,否则返回b。

例如:根据收缩压和舒张压平均值,创建一个二分类变量hyp(高血压)。

```
. use "C:\NHANES2009sub.dta"
. gen hyp = cond((bpsysave>130|bpdiaave>90), "Yes", "No")
. codebook hyp
```

hyp	(unlabeled)

Type: String (str3)

Unique values: 2 　　　　　　　　　　　Missing "": 0/6,257

Tabulation: Freq.　Value
　　　　　　　4,888　"No"
　　　　　　　1,369　"Yes"

第五节　数据合并

数据合并的方式分为合并(数据框横向连接)与追加(数据框纵向连接)。数据框横向连接属于变量合并,当两个数据框拥有一个共同的列时,将其中一个数据框的变量合并到另一个数据框中。这个共同的列称为"键",它为每一条观测记录提供一个唯一的标识符。本节使用的数据框,"SEQN"列是键。

数据框纵向连接是指当两个数据框拥有共同变量时,将其中一个数据框的样本合并到另一个数据框中。

一、数据框横向连接

数据框横向连接使用merge命令。merge用于将第二个数据集中的新变量添加到现有观测值中。可以将数据框横向连接视为主数据集+调用数据集=合并结果。

内存中的数据集称为主数据集,磁盘上的数据集称作调用数据集。

主数据集dat1

	id	age
1.	1	22
2.	2	56
3.	5	18

调用数据集 dat2

	id	weight
1.	1	56
2.	2	70
3.	4	61

将上述两个数据集横向合并。因为"id"唯一地标识了两个数据集中的观测结果,所以这是一个 1:1 的合并。

合并后的结果有三种标记,见变量 _merge。

```
. use "C:\dat1.dta",clear
. merge 1:1 id using "C:\dat2.dta"
Result                        Number of obs
─────────────────────────────────────────────
Not matched                        2
    from master                    1    (_merge==1)
    from using                     1    (_merge==2)

Matched                            2    (_merge==3)
─────────────────────────────────────────────
. list
```

	id	age	weight	_merge
1.	1	22	56	Matched (3)
2.	2	56	70	Matched (3)
3.	5	18	.	Master only (1)
4.	4	.	61	Using only (2)

id==1 和 id==2 的观测结果存在于主数据集 dat1 和调用数据集 dat2 中,合并后的结果标记为 Matched(3), 表示该观测记录最初出现在主数据集 dat1 和调用数据集 dat2;主数据集 dat1 中 id==5 的观测记录,在调用数据集 dat2 中没有匹配项,调用据集 dat2 中 id==4 的观测记录,在主数据集 dat1 中没有匹配项,因此在合并的结果中成为单独的观察结果。Master only (1) 表示该观测记录最初只出现在主数据集 dat1;Using only (2) 表示该观测记录最初只出现在调用数据集 dat2。

应用示例:

数据文件 DEMO_J.XPT 包含 4 个变量。seqn(序号)、riagendr(性别)、ridageyr(年龄)、ridreth1(种族)。将该数据文件导入 Stata,命名为 DEMO.dta 保存在 C 盘根目录。

数据文件 BMX_J.XPT 包含 4 个变量,分别为 seqn,bmxwt,bmxht,bmxbmi。将该数据文件导入 Stata,命名为 BMX.dta 保存在 C 盘根目录。

```
. import sasxport5 "E:\DEMO_J.XPT", clear
. keep seqn riagendr ridageyr
. save "C:\ DEMO.dta"
. describe
Observations:        9,254
    Variables:           3
```

Variable name	Storage type	Display format	Value label	Variable label
seqn	double	%10.0g		Respondent sequence number
riagendr	double	%10.0g		Gender
ridageyr	double	%10.0g		Age in years at screening

```
. list in 1/6, separator(0)
```

	seqn	riagendr	ridageyr
1.	93703	2	2
2.	93704	1	2
3.	93705	2	66
4.	93706	1	18
5.	93707	1	13
6.	93708	2	66

```
. import sasxport5 "E:\BMX_J.XPT", clear
. keep seqn bmxwt bmxht bmxbmi
. save "C:\ BMX.dta"
. describe
```

```
Observations:        8,704
   Variables:            4
```

Variable name	Storage type	Display format	Value label	Variable label
seqn	double	%10.0g		Respondent sequence number
bmxwt	double	%10.0g		Weight (kg)
bmxht	double	%10.0g		Standing Height (cm)
bmxbmi	double	%10.0g		Body Mass Index (kg/m**2)

```
. list in 1/6, separator(0)
```

	seqn	bmxwt	bmxht	bmxbmi
1.	93703	13.7	88.6	17.5
2.	93704	13.9	94.2	15.7
3.	93705	79.5	158.3	31.7
4.	93706	66.3	175.7	21.5
5.	93707	45.4	158.4	18.1
6.	93708	53.5	150.2	23.7

```
. use "C:\ DEMO.dta", clear
. merge 1:1 seqn using "C:\ BMX.dta"
```

Result	Number of obs	
Not matched	550	
from master	550	(_merge==1)
from using	0	(_merge==2)
Matched	8,704	(_merge==3)

命令 merge 创建一个名为 _merge 的变量。在合并后的数据中,如果一个观测仅来自主数据文件,_merge==1;如果一个观测仅来自调用数据文件,_merge==2;如果一个

观测同时来自主数据集和调用数据集,_merge==3。

结果显示,合并后的数据中,有 8704 条记录同时来自主数据集和调用数据集。

```
. describe
 Observations:           9,254
  Variables:                 7                    26 Jun 2024 13:04

Variable       Storage    Display     Value
name           type       format      label      Variable label

seqn           double     %10.0g                 Respondent sequence number
riagendr       double     %10.0g                 Gender
ridageyr       double     %10.0g                 Age in years at screening
bmxwt          double     %10.0g                 Weight (kg)
bmxht          double     %10.0g                 Standing Height (cm)
bmxbmi         double     %10.0g                 Body Mass Index (kg/m**2)
_merge         byte       %23.0g      _merge     Matching result from merge
```

```
. list in 1/6, separator(0)

       seqn    riagendr    ridageyr    bmxwt    bmxht    bmxbmi        _merge

  1.   93703          2           2     13.7     88.6      17.5    Matched (3)
  2.   93704          1           2     13.9     94.2      15.7    Matched (3)
  3.   93705          2          66     79.5    158.3      31.7    Matched (3)
  4.   93706          1          18     66.3    175.7      21.5    Matched (3)
  5.   93707          1          13     45.4    158.4      18.1    Matched (3)
  6.   93708          2          66     53.5    150.2      23.7    Matched (3)
```

只保留匹配的观测记录:

```
. keep if _merge==3
```

二、数据框纵向连接

1. 数据导入和保存

外部数据连接,需要先导入并保存为 Stata 格式数据文件。

NHANES2013—2014 周期的身体测量数据(BMX_H.XPT)、NHANES2015—2016 周期的身体测量数据(BMX_I.XPT)与 NHANES2017—2018 周期的身体测量数据(BMX_J.XPT)各取出 4 个变量,SEQN - 序号,BMXWT - 体重(kg),BMXHT - 身高(cm),BMXBMI - 体重指数(kg/m²)和 6 条记录,分别保存为 Stata 格式文件。

```
. import sasxport5 "E:\BMX_H.XPT",clear
. keep seqn bmxwt bmxht bmxbmi
. keep in 1/6
. save "C:\dat1.dta"
. list ,separator(0)
```

	seqn	bmxwt	bmxht	bmxbmi
1.	73557	78.3	171.3	26.7
2.	73558	89.5	176.8	28.6
3.	73559	88.9	175.3	28.9
4.	73560	32.2	137.3	17.1
5.	73561	52	162.4	19.7
6.	73562	105	158.7	41.7

```
. import sasxport5 "E:\BMX_I.XPT",clear
. keep seqn bmxht bmxwt bmxbmi
. keep in 1/6
. save "C:\dat2.dta"
. list ,separator(0)
```

	seqn	bmxwt	bmxht	bmxbmi
1.	83732	94.8	184.5	27.8
2.	83733	90.4	171.4	30.8
3.	83734	83.4	170.1	28.8
4.	83735	109.8	160.9	42.4
5.	83736	55.2	164.9	20.3
6.	83737	64.4	150	28.6

```
. import sasxport5 "E:\BMX_J.XPT",clear
. keep seqn bmxwt bmxht bmxbmi
. keep in 1/6
. save "C:\dat3.dta"
. list,separator(0)
```

	seqn	bmxwt	bmxht	bmxbmi
1.	93703	13.7	88.6	17.5
2.	93704	13.9	94.2	15.7
3.	93705	79.5	158.3	31.7
4.	93706	66.3	175.7	21.5
5.	93707	45.4	158.4	18.1
6.	93708	53.5	150.2	23.7

2. 将存储在磁盘上的 Stata 格式数据集 dat1.dta 和 dat2.dta 纵向合并

纵向连接的两个(多个)数据框,变量名称和数量需要一致。

将存储在磁盘上的 Stata 格式数据集 dat1.dta 和 dat2.dta 纵向合并时,如果内存中有数据,需要先使用命令 clear 清除内存中的数据。

```
. append using "C:\at1.dta" "C:\at2.dta"
. describe
```

```
Contains data
 Observations:              12
   Variables:               4

Variable        Storage    Display    Value
  name           type      format     label      Variable label

seqn            double     %10.0g                Respondent sequence number
bmxwt           double     %10.0g                Weight (kg)
bmxht           double     %10.0g                Standing Height (cm)
bmxbmi          double     %10.0g                Body Mass Index (kg/m**2)
```

. list ,separator(0)

```
        seqn    bmxwt    bmxht    bmxbmi

  1.    73557    78.3    171.3     26.7
  2.    73558    89.5    176.8     28.6
  3.    73559    88.9    175.3     28.9
  4.    73560    32.2    137.3     17.1
  5.    73561      52    162.4     19.7
  6.    73562     105    158.7     41.7
  7.    83732    94.8    184.5     27.8
  8.    83733    90.4    171.4     30.8
  9.    83734    83.4    170.1     28.8
 10.    83735   109.8    160.9     42.4
 11.    83736    55.2    164.9     20.3
 12.    83737    64.4      150     28.6
```

其中,dat1.dta 定义为主数据集,dat2.dta 定义为调用数据集。

3. 将存储在磁盘上的 Stata 格式数据集 dat2.dta 追加到内存中数据集 dat1.dta 的末尾

当 Stata 纵向合并两个数据集时,内存中的数据集定义称为主(master)数据集,磁盘上的数据集定义为调用(using)数据集。

. use "C:\dat1.dta", clear

. append using "C:\dat2.dta"

. describe

```
Contains data from C:\dat1.dta
 Observations:              12
   Variables:               4                    26 Jun 2024 10:11

Variable        Storage    Display    Value
  name           type      format     label      Variable label

seqn            double     %10.0g                Respondent sequence number
bmxwt           double     %10.0g                Weight (kg)
bmxht           double     %10.0g                Standing Height (cm)
bmxbmi          double     %10.0g                Body Mass Index (kg/m**2)
```

```
. list ,separator(0)
```

	seqn	bmxwt	bmxht	bmxbmi
1.	73557	78.3	171.3	26.7
2.	73558	89.5	176.8	28.6
3.	73559	88.9	175.3	28.9
4.	73560	32.2	137.3	17.1
5.	73561	52	162.4	19.7
6.	73562	105	158.7	41.7
7.	83732	94.8	184.5	27.8
8.	83733	90.4	171.4	30.8
9.	83734	83.4	170.1	28.8
10.	83735	109.8	160.9	42.4
11.	83736	55.2	164.9	20.3
12.	83737	64.4	150	28.6

4. 一次合并多个数据集

将存储在磁盘上的多个 Stata 格式数据集一次合并。

```
. clear
. append using "C:\dat1.dta" "C:\dat2.dta" "C:\dat3.dta"
. describe
```

```
Observations:              18
   Variables:               4
```

Variable name	Storage type	Display format	Value label	Variable label
seqn	double	%10.0g		Respondent sequence number
bmxwt	double	%10.0g		Weight (kg)
bmxht	double	%10.0g		Standing Height (cm)
bmxbmi	double	%10.0g		Body Mass Index (kg/m**2)

```
. list,separator(0)
```

	seqn	bmxwt	bmxht	bmxbmi
1.	73557	78.3	171.3	26.7
2.	73558	89.5	176.8	28.6
3.	73559	88.9	175.3	28.9
4.	73560	32.2	137.3	17.1
5.	73561	52	162.4	19.7
6.	73562	105	158.7	41.7
7.	83732	94.8	184.5	27.8
8.	83733	90.4	171.4	30.8
9.	83734	83.4	170.1	28.8
10.	83735	109.8	160.9	42.4
11.	83736	55.2	164.9	20.3
12.	83737	64.4	150	28.6

13.	93703	13.7	88.6	17.5
14.	93704	13.9	94.2	15.7
15.	93705	79.5	158.3	31.7
16.	93706	66.3	175.7	21.5
17.	93707	45.4	158.4	18.1
18.	93708	53.5	150.2	23.7

三个数据集,每个数据集六条观测记录,合并后共 18 条观测记录。

第六节　取子集

本节源数据使用美国疾病控制和预防中心国家卫生统计中心(NCHS)发布的全国健康和营养检查调查 2017—2018 年人口统计数据(DEMO_J.XPT)和 2017—2018 年体检(身体测量)数据(BMX_J.XPT)。

一、取列子集

在 Stata 中,使用 keep 命令取列(变量)子集。

1. 保留数据文件 DEMO_J.XPT 中的"seqn""riagendr""ridageyr""ridreth1"四个变量,其他变量删除

```
. import sasxport5 "E:\DEMO_J.XPT", clear
. keep seqn riagendr ridageyr ridreth1
. describe
```

```
Observations:         9,254
   Variables:            4
```

Variable name	Storage type	Display format	Value label	Variable label
seqn	double	%10.0g		Respondent sequence number
riagendr	double	%10.0g		Gender
ridageyr	double	%10.0g		Age in years at screening
ridreth1	double	%10.0g		Race/Hispanic origin

2. 保留数据文件 BMX_J .XPT 中的"seqn""bmxwt""bmxht""bmxbmi""bmxleg""bmxarml""bmxarmc""bmxwaist""bmxhip"九个变量,其他变量删除

```
. import sasxport5 "E:\BMX_J.XPT", clear
. keep seqn bmxwt bmxht bmxbmi bmxleg bmxarml bmxarmc ///
> bmxwaist bmxhip
.describe
```

```
Observations:          8,704
   Variables:              9
```

Variable name	Storage type	Display format	Value label	Variable label
seqn	double	%10.0g		Respondent sequence number
bmxwt	double	%10.0g		Weight (kg)
bmxht	double	%10.0g		Standing Height (cm)
bmxbmi	double	%10.0g		Body Mass Index (kg/m**2)
bmxleg	double	%10.0g		Upper Leg Length (cm)
bmxarml	double	%10.0g		Upper Arm Length (cm)
bmxarmc	double	%10.0g		Arm Circumference (cm)
bmxwaist	double	%10.0g		Waist Circumference (cm)
bmxhip	double	%10.0g		Hip Circumference (cm)

3. 使用通配符

如果想要选取特定模式的变量,可以使用通配符。例如,选取所有以 r 开头的变量:

. import sasxport5 "E:\DEMO_J.XPT", clear

. keep r*

4. 使用操作符"-"

如果想要选取除了特定变量之外的所有变量,可以使用操作符"-"。

例如,选取除 riagendr 之外的所有变量:

. import sasxport5 "E:\DEMO_J.XPT", clear

. keep - riagendr

二、取行子集

1. 选取年龄大于 30 岁的行子集

. import sasxport5 "E:\DEMO_J.XPT", clear

. keep if ridageyr > 30

2. 选取年龄为 30~40 岁的行子集

. import sasxport5 "E:\DEMO_J.XPT", clear

. keep if inrange(ridageyr, 30, 40)

3. 保留性别为女的观测值

. import sasxport5 "E:\DEMO_J.XPT", clear

. keep if riagendr==2

多条件筛选,条件之间用符号"&"链接。

4. 选取年龄大于 30 岁的女性

. import sasxport5 "E:\DEMO_J.XPT", clear

. keep if ridageyr > 30 & riagendr==2

注意:在使用 keep 命令后,所有不在选定子集中的观测值都将被删除,并且不能恢复。所以在使用 keep 命令前,最好先备份数据。

三、随机抽取样本

在内存数据中随机抽取样本,使用命令 sample。此处的"抽取"定义为无放回抽取。抽取样本大小可以指定为百分比或计数。

(一)从内存数据中抽取 10%的随机样本,无放回抽样

数据集 NHANES 2009sub.dta 共包含 10 个变量,6 257 个样本。随机抽取 10 %的样本,数量为 626 个。

```
. sample 10
. describe
Contains data from C:\NHANES2009sub.dta
 Observations:              626
   Variables:               10                22 Jun 2024 20:02
```

Variable name	Storage type	Display format	Value label	Variable label
seqn	int	%8.0g		
gender	str6	%9s		
age	byte	%8.0g		
agedecade	str6	%9s		
race1	str8	%9s		
bmi_who	str12	%12s		
directchol	float	%9.0g		
totchol	float	%9.0g		
diabetes	str3	%9s		
hypertension	str3	%9s		

如果对再现结果感兴趣,必须首先设置随机数种子。种子可以选取介于 0 和 2 147 483 647之间的任意数字。例如,set seed 339。

(二)从内存数据中随机抽取 100 个样本

```
. use "C:\NHANES2009sub.dta",clear
. sample 100, count
. describe
 Observations:              100
   Variables:               10                25 Jun 2024 13:19
```

Variable name	Storage type	Display format	Value label	Variable label
gender	str6	%9s		Gender
age	byte	%8.0g		Age
agedecade	str6	%9s		AgeDecade
race1	str8	%9s		Race1

bmi_who	str12	%12s		BMI_WHO
bpsysave	int	%8.0g		BPSysAve
bpdiaave	int	%8.0g		BPDiaAve
directchol	float	%9.0g		DirectChol
totchol	float	%9.0g		TotChol
diabetes	str3	%9s		Diabetes

(三)等比抽样

1. 等比抽取 10%的样本

by(*groupvars*),指定在分类变量的每个因子水平等比例抽取样本。

```
. use "C:\NHANES2009sub.dta",clear
. sample 10, by(gender)
. describe
```

```
Contains data from C:\NHANES2009sub.dta
 Observations:          626
 Variables:              10                    22 Jun 2024 20:02
```

Variable name	Storage type	Display format	Value label	Variable label
seqn	int	%8.0g		
gender	str6	%9s		
age	byte	%8.0g		
agedecade	str6	%9s		
race1	str8	%9s		
bmi_who	str12	%12s		
directchol	float	%9.0g		
totchol	float	%9.0g		
diabetes	str3	%9s		
hypertension	str3	%9s		

```
. tab gender
```

gender	Freq.	Percent	Cum.
female	313	50.00	50.00
male	313	50.00	100.00
Total	626	100.00	

在抽取的 626 个样本中,男性和女性比例相同。

2. 等比抽取 100 个样本

按性别计数,抽取 50 个男性样本和 50 个女性样本。

```
. use "C:\NHANES2009sub.dta",clear
. sample 50, count by(gender)
. describe
```

```
Contains data from C:\NHANES2009sub.dta
 Observations:             100
   Variables:              10                22 Jun 2024 20:02
```

Variable name	Storage type	Display format	Value label	Variable label
seqn	int	%8.0g		
gender	str6	%9s		
age	byte	%8.0g		
agedecade	str6	%9s		
race1	str8	%9s		
bmi_who	str12	%12s		
directchol	float	%9.0g		
totchol	float	%9.0g		
diabetes	str3	%9s		
hypertension	str3	%9s		

```
. tab gender
```

gender	Freq.	Percent	Cum.
female	50	50.00	50.00
male	50	50.00	100.00
Total	100	100.00	

(四)根据指定的变量值随机抽样

先根据指定的变量值取行子集,然后在子集中随机抽样。

1. 从 60 岁人群中抽取 10 %的样本

读入数据后,取年龄为 60 岁的子集,然后再随机抽样。

```
. use "C:\NHANES2009sub.dta",clear
. keep if age==60
. describe
. sample 10
. describe
```

2. 从男性人群中抽取 10 %的样本

读入数据后,取性别为男性的子集,然后再随机抽样。

```
. use "C:\NHANES2009sub.dta",clear
. keep if gender=="male"
. describe
```

```
Contains data from C:\NHANES2009sub.dta
 Observations:           3,126
   Variables:              10                    22 Jun 2024 20:02
```

Variable name	Storage type	Display format	Value label	Variable label
seqn	int	%8.0g		
gender	str6	%9s		
age	byte	%8.0g		
agedecade	str6	%9s		
race1	str8	%9s		
bmi_who	str12	%12s		
directchol	float	%9.0g		
totchol	float	%9.0g		
diabetes	str3	%9s		
hypertension	str3	%9s		

男性人群样本量为 3 126 个。

```
. sample 10

. describe
Contains data from C:\NHANES2009sub.dta
 Observations:           3,126
   Variables:              10                    22 Jun 2024 20:02
```

Variable name	Storage type	Display format	Value label	Variable label
seqn	int	%8.0g		
gender	str6	%9s		
age	byte	%8.0g		
agedecade	str6	%9s		
race1	str8	%9s		
bmi_who	str12	%12s		
directchol	float	%9.0g		
totchol	float	%9.0g		
diabetes	str3	%9s		
hypertension	str3	%9s		

抽取 10%的样本,数量为 313 个。

3. 从 60 岁男性人群中抽取 10 %的样本

```
. use "C:\NHANES2009sub.dta",clear

. keep if gender=="male"& age==60

. sample 10
```

第七节　列表数据

列表数据,使用命令 list。

一、指定列表数据的序号

list in 1,列表第一条记录;

list in -1,列表倒数第一条记录;

list in 2/4,列表第二至第四条记录;

list in -3/-2,列表倒第二至第三条记录。

二、单变量列表数据

1. 默认情况下,Stata 每隔 5 行画一条横线

. use "C:\NHANES2009sub.dta",clear

. list bmi_who in 1/6

	bmi_who
1.	30.0_plus
2.	30.0_plus
3.	30.0_plus
4.	30.0_plus
5.	25.0_to_29.9
6.	25.0_to_29.9

2. 输出结果为每 1 条记录画一条横线,使用选项 separator(1)

. use "C:\ BMX.dta"

. list bmxht1/6, separator(1)

	bmxht
1.	88.6
2.	94.2
3.	158.3
4.	175.7
5.	158.4
6.	150.2

3. 输出结果为每 6 条记录画一条横线，使用选项 separator(6)

. use "C:\ BMX.dta"

. list bmxht in 1/6, separator(6)

	bmxht
1.	88.6
2.	94.2
3.	158.3
4.	175.7
5.	158.4
6.	150.2

三、多变量列表数据

1. 列表数据时不画横线，使用选项 separator(0)

. list bmxwt bmxht bmxbmi in 1/6, separator(0)

	bmxwt	bmxht	bmxbmi
1.	13.7	88.6	17.5
2.	13.9	94.2	15.7
3.	79.5	158.3	31.7
4.	66.3	175.7	21.5
5.	45.4	158.4	18.1
6.	53.5	150.2	23.7

2. 当列表数据的变量个数超出列表结果窗口宽度时，显示的结果不再是表格格式，而是如下格式

. use "C:\NHANES2009sub.dta"

. list in 1/4

gender male	age 34	agedec~e 30-39	race1 White	bmi_who 30.0_plus	bpsysave 113	bpdiaave 85

direct~l 1.29	totchol 3.49	diabetes No

gender male	age 34	agedec~e 30-39	race1 White	bmi_who 30.0_plus	bpsysave 113	bpdiaave 85

direct~l 1.29	totchol 3.49	diabetes No

gender male	age 34	agedec~e 30-39	race1 White	bmi_who 30.0_plus	bpsysave 113	bpdiaave 85

direct~l 1.29		totchol 3.49		diabetes No	

gender female	age 49	agedec~e 40-49	race1 White	bmi_who 30.0_plus	bpsysave 112	bpdiaave 75

direct~l 1.16		totchol 6.7		diabetes No	

3. 不显示序号,指定 noobs 选项

`. list gender age race1 agedecade bmi_who in 1/6,noobs`

gender	age	race1	agedec~e	bmi_who
male	34	White	30-39	30.0_plus
male	34	White	30-39	30.0_plus
male	34	White	30-39	30.0_plus
female	49	White	40-49	30.0_plus
female	45	White	40-49	25.0_to_29.9
female	45	White	40-49	25.0_to_29.9

4. 添加竖线分割变量,使用 divider 选项

`. list gender age race1 agedecade bmi_who in 1/9,divider`

	gender	age	race1	agedec~e	bmi_who
1.	male	34	White	30-39	30.0_plus
2.	male	34	White	30-39	30.0_plus
3.	male	34	White	30-39	30.0_plus
4.	female	49	White	40-49	30.0_plus
5.	female	45	White	40-49	25.0_to_29.9
6.	female	45	White	40-49	25.0_to_29.9
7.	female	45	White	40-49	25.0_to_29.9
8.	male	66	White	60-69	18.5_to_24.9
9.	male	58	White	50-59	18.5_to_24.9

Stata 列表数据,默认情况下变量的长度是显示 8 个字符,对于长度大于 8 个字符的变量,列表结果显示变量缩写。

5. 控制某个变量名的显示长度

为了显示全部,使用选项 abbreviate(9),括号内为字符数量。

`. list gender age race1 agedecade bmi_who in 1/9,abbreviate(9)`

	gender	age	race1	agedecade	bmi_who
1.	male	34	White	30-39	30.0_plus
2.	male	34	White	30-39	30.0_plus
3.	male	34	White	30-39	30.0_plus
4.	female	49	White	40-49	30.0_plus
5.	female	45	White	40-49	25.0_to_29.9
6.	female	45	White	40-49	25.0_to_29.9
7.	female	45	White	40-49	25.0_to_29.9
8.	male	66	White	60-69	18.5_to_24.9
9.	male	58	White	50-59	18.5_to_24.9

第八节　排列观测值

缺失值被解释为比任何其他数字都大,按升序排列,它们被放在最后;当对字符串变量进行排序时,大写字母在小写字母之前。

```
. use "C:\NHANES2009sub.dta" ,clear
. list seqn totchol in 1/6,  separator(6)
```

	seqn	totchol
1.	1	3.49
2.	2	3.49
3.	3	3.49
4.	5	6.7
5.	8	5.82
6.	9	5.82

一、升序排列

```
. use "C:\NHANES2009sub.dta" ,clear
. gsort +totchol
. list seqn totchol in 1/6,  separator(6)
```

	seqn	totchol
1.	7541	1.53
2.	7540	1.53
3.	9231	2.17
4.	8850	2.35
5.	351	2.38
6.	4231	2.38

二、降序排列

```
. use "C:\NHANES2009sub.dta" ,clear
. gsort -totchol
. list seqn totchol in 1/6,  separator(6)
```

	seqn	totchol
1.	4994	13.65
2.	6091	12.28
3.	6222	10.29
4.	6221	10.29
5.	6293	9.93
6.	4784	9.9

第九节　数据重塑

数据重塑,就是将数据从宽格式转换为长格式,反之亦然。

长格式数据:

	i	j	stub
1.	1	1	4.1
2.	1	2	4.5
3.	2	1	3.3
4.	2	2	3

宽格式数据:

	i	stub1	stub2
1.	1	4.1	4.5
2.	2	3.3	3

长变宽(j is existing variable):

```
. use "C:\long.dta"
. reshape wide stub, i(i) j(j)
```

宽变长(j is new variable):

```
. use "C:\wide.dta"
. reshape long stub, i(i) j(j)
```

第三章　数据可视化

数据可视化通过图形、图像、表格等系统化、结构化的方式展示数据信息,其意义在于引导我们观察到统计数据中的信息。用著名统计学家 John Tukey 的话来讲,就是"图形的最大价值就是使我们注意到我们从来没有料到过的信息"(The greatest value of a picture is when it forces us to notice what we never expected to see)。从这个意义上讲,统计图形的重要性不言而喻。它不仅能够直观地展示数据的分布、趋势、关系等,还能够通过丰富的视觉元素和交互功能,帮助我们更加深入地理解数据的内涵和价值。

一、图表的作用

1. 揭示数据内在规律

图表通过直观展示数据的分布、趋势、关系等,帮助我们揭示数据的内在规律。这些规律可能是数据的周期性变化、相关性、因果关系等,对于理解数据的本质和预测未来的发展趋势具有重要意义。

2. 挖掘数据深层价值

图表不仅能够展示数据的表面信息,还能够通过趋势分析、比较等方法挖掘数据的深层价值。这些深层价值可能隐藏在数据的细节中,或者需要通过特定的算法和模型才能发现。图表为我们提供了一个便捷的工具,让我们能够更加深入地挖掘数据的价值。

二、图表的优势

1. 直观易懂

图表通过图形、图像等方式将复杂的数据信息转化为直观、易懂的视觉形式,使得用户轻松地理解数据的含义和特征。这种直观的特点降低了用户理解数据的门槛。

2. 高效便捷

图表能够快速地将数据转化为可视化形式,减少数据处理的时间和成本。

3. 美观大方

图表的设计通常注重美观和简洁,使得数据呈现更加生动。

4. 灵活多变

图表可以根据用户不同的需求和数据类型进行定制和修改,满足不同的应用场景。无论是简单的数据展示还是复杂的数据分析,图表都能够提供灵活多变的解决方案。

三、有效应用图表需要掌握的关键点

选择合适的图表类型:根据数据的类型和需求选择合适的图表类型,如柱状图、折线图、饼图等。不同的图表类型有不同的特点和适用范围,选择合适的图表类型能够更好地展示数据的特征和规律。

优化数据呈现:在制作图表时,需要对原始数据进行适当的处理和优化,以便更好地展示数据的特征和规律。例如,对数据进行标准化处理、去除异常值、选择合适的颜色搭配。

第一节　Stata18 图形方案

在 Stata18 中,可以使用图形方案(scheme)来定义图形的外观。Stata18 提供了几种图形方案(表 3-1),包括新的图形方案 stcolor,stcolor_alt,stgcolor 和 stgcolor_alt。其中,方案 stcolor 是 Stata18 的默认方案。

可以使用 graph set 命令来更改当前的图形方案。例如, 如果想设置图形方案为 s1color,可以使用以下命令:

. set scheme s1color

如果想在一次图形绘制中临时改变图形方案,可以在绘图命令中使用 scheme()选项。

例如,使用 graph bar 命令绘制条形图,并使用 s1color 方案,可以使用以下命令:

. graph bar (mean) totchol, over(gender) scheme(s1color)

表 3-1　Stata18 图形方案

方案名称	前景颜色	背景颜色	描述
stcolor	彩色	白色	Stata18 默认方案
stgcolor	彩色	白色	基于方案 stcolor 做了修改
stcolor_alt	彩色	白色	基于方案 stcolor 修改了尺寸和图例
stgcolor_alt	彩色	白色	基于方案 stcolor_alt 做了修改
s2color	彩色	白色	Stata18 之前的默认方案
s2mono	单色	白色	单色的 s2color
s2gcolor	彩色	白色	Stata18 以前版本使用
s2manual	单色	白色	单色的 s2gcolor
s2gmanual	单色	白色	Stata18 以前版本使用
s1rcolor	彩色	黑色	背景色为黑色的简洁格式
s1color	彩色	白色	简洁格式
s1mono	单色	白色	单色简洁格式
s1manual	单色	白色	比 s1mono 更小的单色简洁格式
economist	彩色	白色	《经济学人》杂志格式
sj	单色	白色	Stata 杂志格式

Stata 18 图形方案输出的图形规格和样式见表 3-2。

表3–2　Stata18图形方案输出的图形规格和样式

方案名称	绘图规格（英寸）		图例位置
	宽度	高度	
stcolor 默认	7.5	4.5	右侧
stgcolor	3.987	2.392	右侧
stcolor_alt	6	4	下方
stgcolor_alt	3.588	2.392	下方
s2color	5.5	4	下方
s2mono	5.5	4	下方
s2gcolor	3.12	2.392	下方
s2manual	3.12	2.392	下方
s2gmanual	3.12	2.392	下方
s1rcolor	5.5	4	下方
s1color	5.5	4	下方
s1mono	5.5	4	下方
s1manual	3.12	2.392	下方
economist	2.2	2.2	上方
sj	3.575	2.6	下方

使用 NHANES.dta 数据集中的变量绘制 7 岁儿童身高 – 体重散点图，展示不同图形方案输出的图形规格和样式。

1. 默认方案（图 3–1）

```
. use "C: NHANES.dta", clear
. keep if ridageyr == 7
. scatter bmxwt bmxht, ///
> xtitle(" 身高(cm)") ytitle(" 体重(kg)")
```

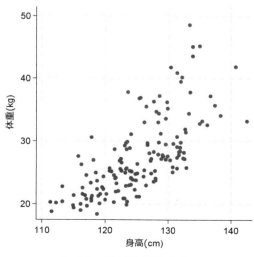

图 3–1　散点图（默认方案）

2. stgcolor 方案(图 3-2)

```
. use "C: NHANES.dta", clear
. keep if ridageyr == 7
. scatter bmxwt bmxht, ///
> xtitle(" 身高(cm)") ytitle(" 体重(kg)") scheme(stgcolor)
```

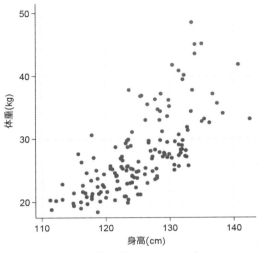

图 3-2 散点图(stgcolor 方案)

3. stcolor_alt 方案(图 3-3)

```
. use "C: NHANES.dta", clear
. keep if ridageyr == 7
. scatter bmxwt bmxht, ///
> xtitle(" 身高(cm)") ytitle(" 体重(kg)") scheme(stcolor_alt)
```

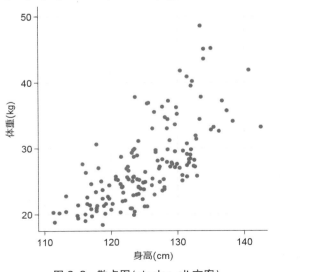

图 3-3 散点图(stcolor_alt 方案)

4. stgcolor_alt 方案(图 3-4)

```
. use "C: NHANES.dta", clear
. keep if ridageyr == 7
. scatter bmxwt bmxht, ///
> xtitle(" 身高(cm)") ytitle(" 体重(kg)") scheme(stgcolor_alt)
```

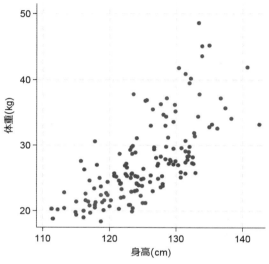

图 3-4　散点图(stgcolor_alt 方案)

5. s2color 方案(图 3-5)

```
. scatter bmxwt bmxht, ///
> xtitle(" 身高(cm)") ytitle(" 体重(kg)") scheme(s2color)
```

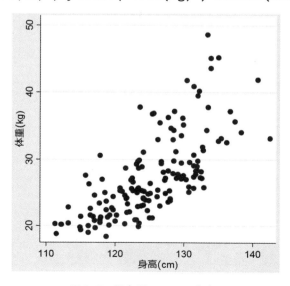

图 3-5　散点图(s2color 方案)

6. s2mono 方案(图 3-6)

```
. use "C: NHANES.dta", clear
. keep if ridageyr == 7
. scatter bmxwt bmxht, ///
> xtitle(" 身高(cm)") ytitle(" 体重(kg)") scheme(s2mono)
```

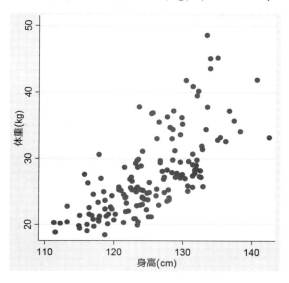

图 3–6 散点图(s2mono 方案)

7. s2gcolor 方案(图 3-7)

```
. scatter bmxwt bmxht, ///
> xtitle(" 身高(cm)") ytitle(" 体重(kg)") scheme(s2gcolor)
```

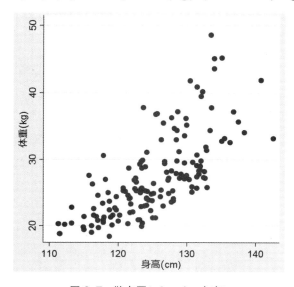

图 3–7 散点图(s2gcolor 方案)

8. s2gmanual 方案(图 3-8)

```
. use "C: NHANES.dta", clear
. keep if ridageyr == 7
. scatter bmxwt bmxht, ///
> xtitle(" 身高(cm)") ytitle(" 体重(kg)") scheme(s2gmanual)
```

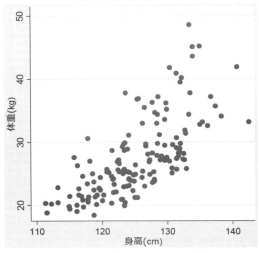

图 3-8　散点图(s2gmanual 方案)

9. s1rcolor 方案(图 3-9)

```
. use "C: NHANES.dta", clear
. keep if ridageyr == 7
. scatter bmxwt bmxht, ///
> xtitle(" 身高(cm)") ytitle(" 体重(kg)") scheme(s1rcolor)
```

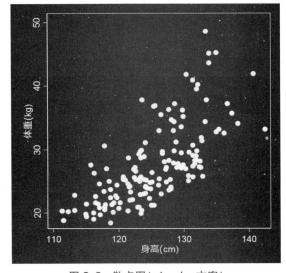

图 3-9　散点图(s1rcolor 方案)

10. s1color 方案(图 3-10)

```
. scatter bmxwt bmxht, ///
> xtitle(" 身高(cm)") ytitle(" 体重(kg)") scheme(s1color)
```

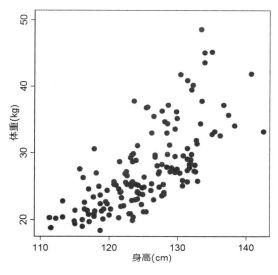

图 3-10 散点图(s1color 方案)

11. s1mono 方案(图 3-11)

```
. use "C: NHANES.dta", clear
. keep if ridageyr == 7
. scatter bmxwt bmxht, ///
> xtitle(" 身高(cm)") ytitle(" 体重(kg)") scheme(s1mono)
```

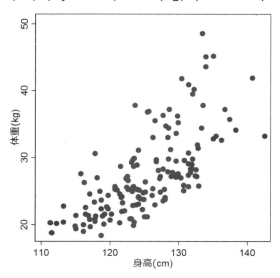

图 3-11 散点图(s1mono 方案)

12. s1manual 方案(图 3-12)

```
. use "C: NHANES.dta", clear
. keep if ridageyr == 7
. scatter bmxwt bmxht, ///
> xtitle(" 身高(cm)") ytitle(" 体重(kg)") scheme(s1manual)
```

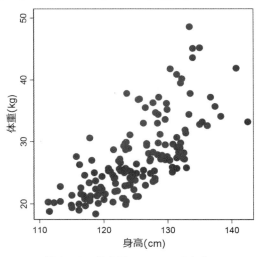

图 3-12 散点图(s1manual 方案)

13. economist 方案(图 3-13)

```
. use "C: NHANES.dta", clear
. keep if ridageyr == 7
. scatter bmxwt bmxht, ///
> xtitle(" 身高(cm)") ytitle(" 体重(kg)") scheme(economist)
```

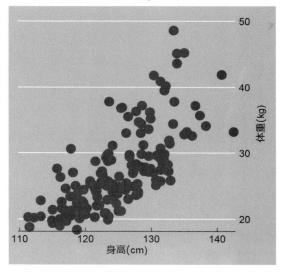

图 3-13 散点图(economist 方案)

14. sj 方案(图 3-14)

```
. use "C: NHANES.dta", clear
. keep if ridageyr == 7
. scatter bmxwt bmxht, ///
> xtitle("身高(cm)") ytitle("体重(kg)") scheme(sj)
```

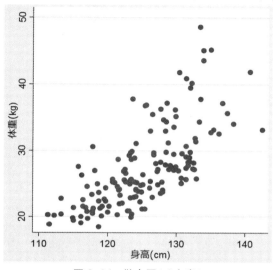

图 3-14 散点图(sj 方案)

第二节 直方图

探索连续变量的分布,可以使用直方图(histogram)。总体服从正态分布,如果随机选取足够大的样本构建直方图,该直方图是钟形的;对于小的数据集,使用直方图无法看到分布的真实属性。

1. 频数直方图(条柱数量默认)(图 3-15)

绘制变量 height 的直方图,频数显示在 y 轴上。

```
. use "C:\NHANES2009.dta"
. histogram height frequency  xtitle("身高(cm)") ytitle("频数")
```

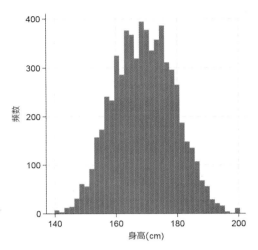

图 3-15　频数直方图(条柱数量默认)

2. 频数直方图(条柱数量为 10,条柱顶端加标签)(图 3-16)

```
. histogram height,bin(10) frequency addlabel ///
> xtitle(" 身高(cm)") ytitle(" 频数 ")
```

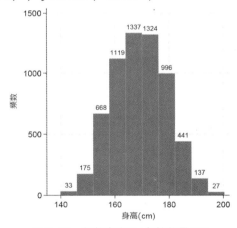

图 3-16　频数直方图(条柱数量 10)

3. 分面频数直方图(按性别分面)

(1)竖排(图 3-17)

```
. histogram height,frequency ///
> by(gender,col(1)) xtitle(" 身高(cm)") ytitle(" 频数 ")
```

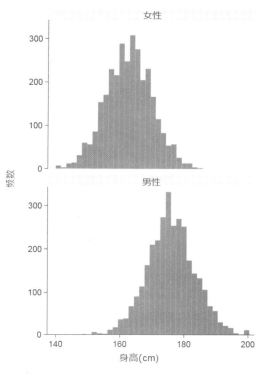

图 3-17　分面频数直方图(竖排)

(2)横排(图 3-18)

```
. histogram height,frequency ///
> by(gender) xtitle(" 身高(cm)") ytitle(" 频数 ")
```

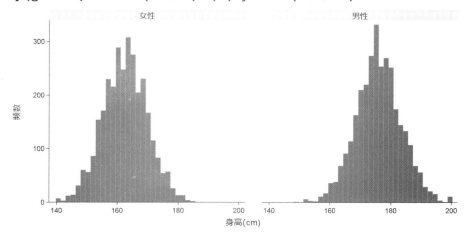

图 3-18　分面频数直方图(横排)

4. 相对频数直方图(图 3-19~3-20)

相对频数直方图纵坐标使用百分比表示相对频数，相对频数直方图虽然纵坐标和频数直方图不同,但条柱之间的相对高度是一样的,图像的形状不变。

```
. histogram height, percent ///
> xtitle(" 身高(cm)") ytitle(" 相对频数(%)")
```

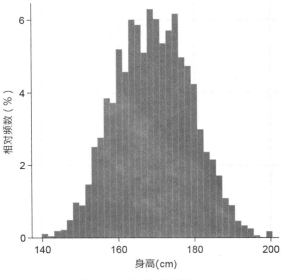

图 3-19 相对频数直方图

```
. histogram height, bin(10) percent addlabel ///
> xtitle(" 身高(cm)") ytitle(" 相对频数(%)")
```

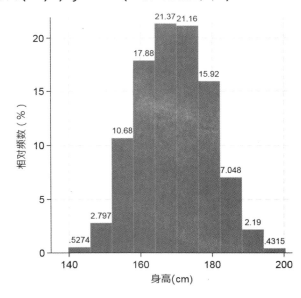

图 3-20 相对频数直方图(条柱数量 10)

第三节 散点图

散点图(scatter)是在直角坐标系中用相对应的两个变量值作为图中一个点的横坐标和纵坐标描点得到的图形,是观察两个变量之间的相关程度和类型最直观的方法。

1. 散点图(图 3-21)

绘制 7 岁儿童身高与体重散点图,选择 bmxwt 作为 Y 变量,选择 bmxht 作为 X 变量。

```
. use "C:\ NHANES.dta", clear
. keep if ridageyr == 7
. scatter bmxwt bmxht
```

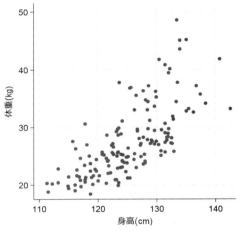

图 3-21 散点图

2. 分面散点图(图 3-22)

分面散点图可以通过"by( )"进行组合。

```
. scatter bmxwt bmxht, by(riagendr, row(1))
```

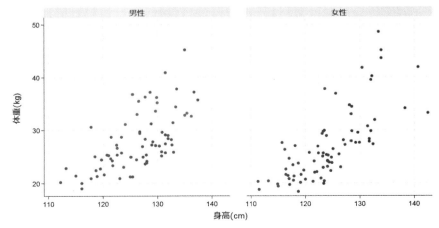

图 3-22 分面散点图

纵向排列分面散点图:

`. scatter bmxwt bmxht, by(riagendr, col(1))`

3. 散点图添加拟合线(图 3-23)

`. twoway scatter bmxwt bmxht||lfit bmxwt bmxht`

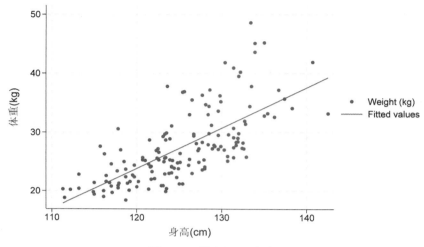

图 3-23　散点图+拟合线

另一种表示法:twoway (scatter bmxwt bmxht) (lfit bmxwt bmxht)。

该命令不会标记 y 轴,而是使用图例(图 3-24)。可以使用 ytitle()选项为 y 轴指定标签,并隐藏图例:legend(off)。

`. twoway scatter bmxwt bmxht||lfit bmxwt bmxht , legend(off)`

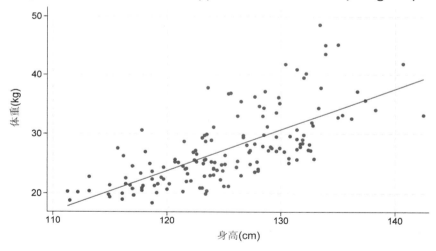

图 3-24　散点图 + 拟合线

4. 散点图 + 拟合线 + 置信区间

在拟合线上放置置信区间,可以通过 lfitci 实现,该绘图类型将置信区域绘制为灰色带。因为置信带会遮蔽一些数据点,所以先绘制置信带再绘制数据点(图 3-25)。

`. graph twoway (lfitci bmxwt bmxht) (scatter bmxwt bmxht)`

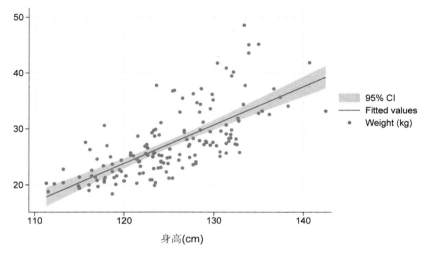

图 3-25　散点图+拟合线+置信区间

关闭图例,使用命选项 legend(off)(图 3-26)。

```
. graph twoway (lfitci bmxwt bmxht) ///
(scatter bmxwt bmxht),ytitle(" 体重(kg)") legend(off)
```

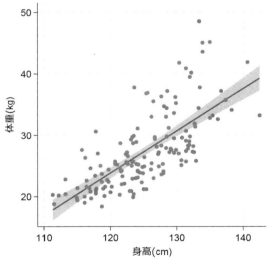

图 3-26　散点图+拟合线+置信区间

使用 ring(0)将图例移动到绘图区域内,并使用 pos(5)将图例框放置在 5 点钟位置附近(图 3-27)。

```
. graph twoway (lfitci bmxwt bmxht) ///
> (scatter bmxwt bmxht),ytitle(" 体重(kg)")///
> legend(ring(0) pos(5) order(2 "linear fit" 1 "95% CI"))
```

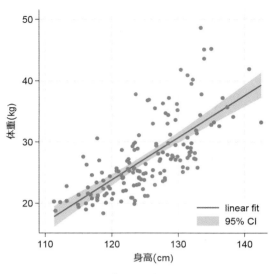

图 3-27　散点图+拟合线+置信区间

Stata 图表的 title(　)和 subtitle(　)通常在顶部,legend(　),note(　)和 caption(　)通常在底部。

图形尺寸单位默认为英寸,设置尺寸单位为 cm,使用 xsize(4.3)、ysize(3.2)。

更改坐标轴标题使用 xtitle("") ytitle(""),例如:

twoway scatter bmxwt bmxht, xtitle(" 身高(cm)") ytitle(" 体重(kg)")

添加标题、副标题与注释:title(" ")、subtitle(" ")、note(" ")

5. 散点图矩阵(图 3-28)

```
. use "C:\ NHANES.dta", clear
. keep if ridageyr == 7
. graph matrix  bmxwt bmxht bmxbmi bmxarml bmxarmc
```

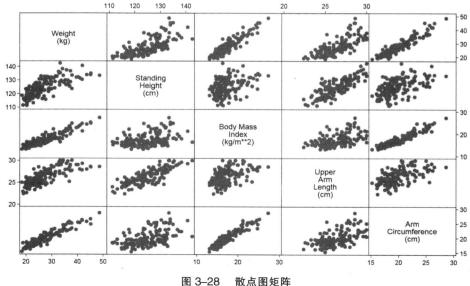

图 3-28　散点图矩阵

只显示散点图矩阵的一半,使用选项 half(图 3-29)。

. graph matrix bmxwt bmxht bmxbmi bmxarml bmxarmc,half

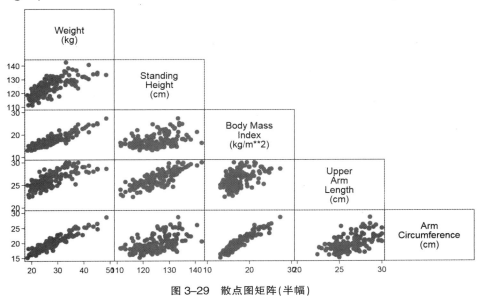

图 3-29　散点图矩阵(半幅)

按性别分面(图 3-30)。

. graph matrix bmxwt bmxht bmxbmi bmxarml bmxarmc,by(riagendr)

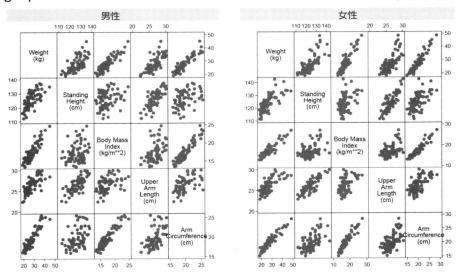

图 3-30　散点图矩阵(按性别分面)

第四节 条形图

条形图也叫柱形图,是用宽度相同的条形高度或长短来表示数据变动的图形,用于观察不同类别数据的多少或分布情况,条形图的 y 轴是数值变量轴,x 轴是分类变量轴,可以横置(水平条形图)或纵置(垂直条形图)。

一、相对频数条形图

频数条形图是用条柱的高(纵置)表示各类别(或组别)频数的多少,其宽度是固定的。

1. 分类变量 race1(种族)每个级别的观察百分比条形图(图 3-31)

```
. use "C:\NHANES2009.dta", clear
. gen hyp = cond((bpsysave>130|bpdiaave>90), "Hyp", "Not hyp")
. graph bar, over(race1) ytitle(相对频数(%))
```

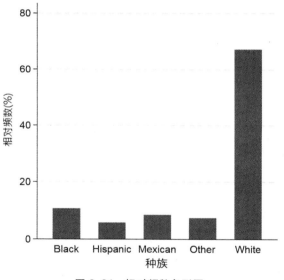

图 3-31 相对频数条形图

2. 分类变量 race1（种族）每个级别的观察百分比条形图（使用条柱高度标记）(图 3-32)

```
. graph bar, over(race1) ytitle(相对频数(%)) stack blabel(bar)
```

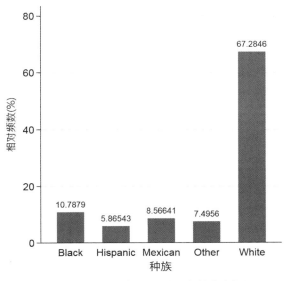

图 3-32　相对频数条形图(使用条柱高度标记)

3. 按性别分面(图 3-33)

`. graph bar, over(race1) by(gender) ytitle(相对频数(%))`

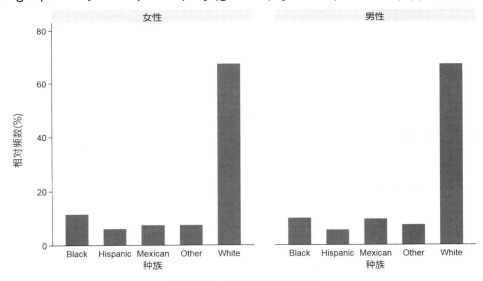

图 3-33　频数条形图(分面)

二、频数条形图

1. 分类变量 race1(种族)每个级别的观测频率条形图(图 3-34)

`. graph bar (count), over(race1) ytitle(频数)`

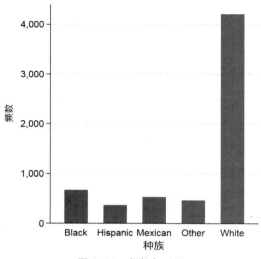

图 3-34　频数条形图

2. 分类变量 race1（种族）每个级别的观测频率条形图（使用条柱高度标记）(图 3-35)

. graph bar (count), over(race1) ytitle(频数) stack blabel(bar)

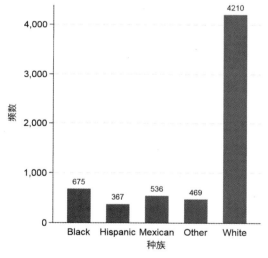

图 3-35　频数条形图(使用条柱高度标记)

3. 按性别分面,hyp 分组(图 3-36)

. graph bar (count), over(hyp) over(race1) over(gender) ytitle(频数)

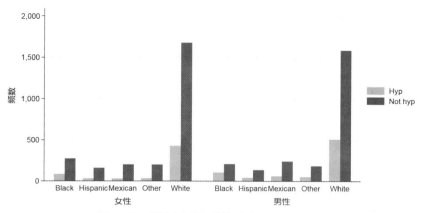

图 3-36　频数条形图(按性别分面,hyp 分组)

三、平均值条形图

平均值条形图是用条柱的高(纵置时)表示数值变量平均值的多少,其宽度是固定的。绘制平均值条形图使用命令 graph bar (mean) numeric_var, over(cat_var)。numeric _var 必须是数字,cat_var 可以是数字或字符串。

1. 数值变量 totchol 的平均值条形图(按 race1 分组,图 3-37)

. graph bar totchol, over(race1)

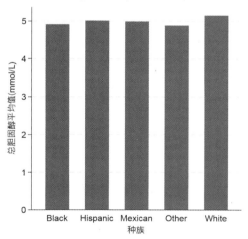

图 3-37　总胆固醇均值条形图(按 race1 分组)

2. 数值变量 totchol 的平均值按升序对条形图进行排序

. graph bar totchol,over(race1,sort(1))

3. 数值变量 totchol 的平均值按降序对条形图进行排序

. graph bar totchol,over(race1,sort(1) descending)

4. 数值变量 totchol 的平均值(两分类变量)

. graph bar totchol,over(gender) over(race1)

5. 数值变量 totchol 的平均值条形图(三个分类变量,图 3-28)

`. graph bar totchol,over(gender) over(race1) over(hyp)`

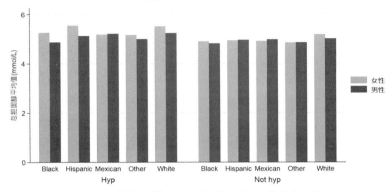

图 3-38　数值变量 totchol 的平均值(三个分类变量)

6. 分面

`. graph bar totchol,over(race1) by(gender)`

四、中位数条形图

中位数条形图是用条柱的高(纵置)表示数值变量中位数的多少,其宽度是固定的。

`. graph bar (median) v1 v2, over(cat_var)`

五、均值和中位数条形图

均值和中位数条形图是用条柱的高(纵置时)表示数值变量均值和中位数的多少。

`. graph bar (mean) v1 (median) v1, over(catvar)`

六、水平条形图

水平条形图和垂直条形图的语法相同,所需要的就是把 bar 换成 hbar(图 3-39)。

`. graph hbar totchol,over(race1,sort(1))`

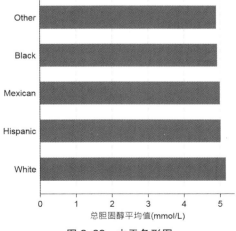

图 3-39　水平条形图

第五节　箱线图

一、概述

箱线图(盒图)是由美国统计学家约翰·图基(John Tukey)于 1977 年发明的(图 3-40)。

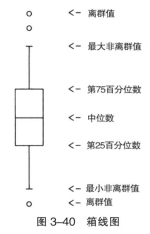

图 3-40　箱线图

箱线图的箱体下边线代表下四分位数(Q_1),表示整体数据中有 25%的数据少于该值;箱体上边线代表上四分位数(Q_3),表示整体数据中有 75%的数据少于该值;箱体中间的线代表中位数,是一组数从小到大排列,居于正中间的单个数或正中间两个数的均值;箱体的长度代表第 75 百分位数和第 25 百分位数的差值, 也称为四分位间距(interquartile range,IQR)。

箱体两端的衍生线最下延伸至 Q_1 - $1.5*$ IQR(下极限),最上延伸至 Q_3 + $1.5*$ IQR(上极限);超出上下极限的数据是离群值,用圆圈表示。

1. 箱线图反映连续变量的离散程度

箱线图的箱子包含了连续变量 50%的数据,因此,箱子的长度在一定程度上反映了数据的离散程度,箱子越短说明数据越集中,须越短也说明数据越集中。

2. 箱线图反映连续变量的分布形态

箱线图的中位数如果偏离上下四分位数的中心位置,说明数据呈偏态分布。

对称分布的中位线在箱子中间,上下极限到箱子的距离基本等长,离群点在上下限值外的分布也大致相同。

左偏斜分布的中位数更靠近上四分位数, 下限值到箱子的距离比上限值到箱子的距离长,离群点多数在下限值之外。

右偏斜分布的中位数更靠近下四分位数, 上极限到箱子的距离比下相邻值到箱子的距离长,离群点多数在上限值之外。

3. 并列箱线图可以比较数据之间差异的显著性

箱线图最有效的使用途径是进行数据之间的比较,配合一个或两个分类,画分组箱线图。当只有一个连续型变量时,不适合画箱线图,直方图是更常见的选择。将多个箱线图并行排列,可以比较数据的中位数、尾长、离群值和分布区间等。

4. 识别离群值

识别离群值的经典方法中,3σ 法则和 z 分数法都是以数据服从正态分布为前提进行筛选的。

箱线图离群值的筛选是根据数值与外限和内限的位置差异来进行的, 不需事先假定数据服从的分布形式。处在内限(Q_3+ 1.5IQR 和 Q_1-1.5IQR,其中 IQR=Q_3-Q_1)以外位置的点表示的数据都是离群值,其中在内限与外限(Q_3+ 3IQR 和 Q_1-3IQR)之间的值为温和离群值,在外限以外的值为极端离群值。

因为四分位数具有一定的耐抗性,所以利用箱线图识别离群值的结果比较客观。

二、箱线图绘制

在垂直箱线图中,y 轴是数字轴,x 轴是分类变量轴。

1. 两个连续变量箱线图(图 3-41)

```
. use "C:\NHANES2009.dta", clear
. gen hyp = cond((bpsysave>130|bpdiaave>90), "Hyp", "Not hyp")
. graph box totchol directchol
```

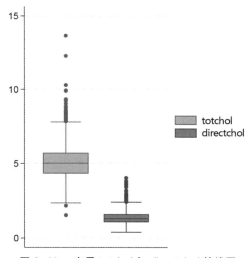

图 3-41　变量 totchol 与 directchol 箱线图

2. 两个连续变量箱线图 + 一个分类变量(图 3-42)

```
. graph box totchol directchol,over(gender)
```

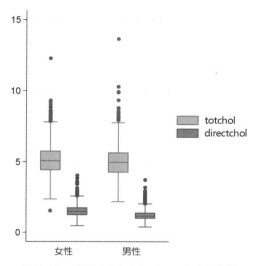

图 3–42　变量 totchol 与 directchol 箱线图

3. 两个连续变量箱线图 + 一个分类变量(图 3-43)

. graph box totchol directchol,over(gender,total)

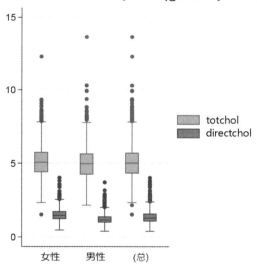

图 3–43　变量 totchol 与 directchol 箱线图

4. 一个连续变量箱线图 + 两个分类变量(图 3-44)

. graph box totchol ,over(gender) over(hyp)

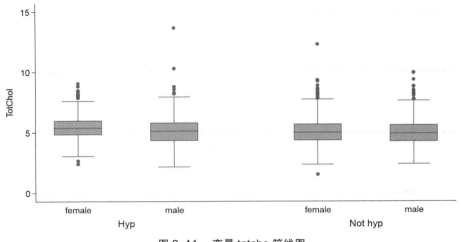

图 3-44　变量 totcho 箱线图

5. 箱线图转置(图 3-45)

. graph hbox totchol directchol,over(gender)

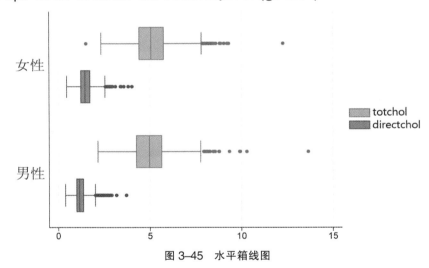

图 3-45　水平箱线图

6. 箱线图分面(图 3-46)

. graph box totchol ,over(hyp) by(gender)

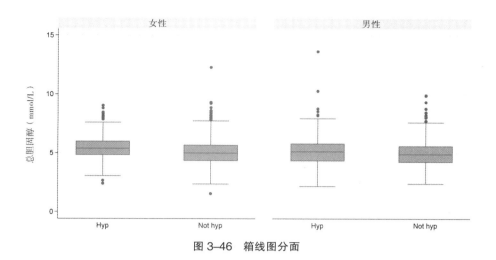

图 3-46　箱线图分面

7. 使用 over(region)选项,并用 sort(1)选项控制排列顺序——按照第一个变量中数大小排列

(1)totchol 中位数降序排列(图 3-47)

```
. graph box totchol ,over(race1,sort(1) descending)
```

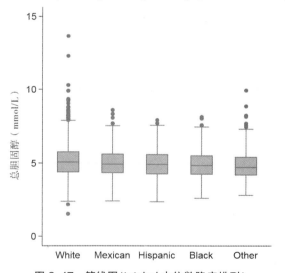

图 3-47　箱线图(totchol 中位数降序排列)

(2)totchol 中位数升序排列(图 3-48)

```
. graph box totchol ,over(race1,sort(1))
```

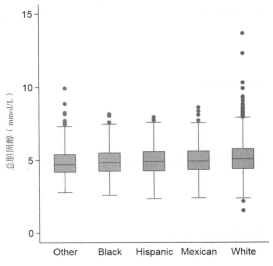

图 3—48　箱线图(totchol 中位数升序排列)

第六节　折线图

折线图是一种特殊的散点图,在这种类型的图中,任意两点具有不同的 x 值。折线图按照 x 从小到大的顺序将数据点逐一连接起来,是一个刻画变动趋势的优秀工具。

使用 Stata18 系统内置数据集 uslifeexp (1900—1999 年美国预期寿命的数据),以年份为横坐标,预期寿命为纵坐标,绘制折线图。

```
. sysuse uslifeexp.dta,clear

. des
Contains data from C:\Program Files\Stata18\ado\base\u\uslifeexp.dta
 Observations:             100               U.S. life expectancy, 1900-1999
    Variables:              10               30 Mar 2022 04:31
                                             (_dta has notes)

Variable        Storage    Display     Value
    name          type     format      label     Variable label

year            int        %9.0g                 Year
le              float      %9.0g                 Life expectancy
le_male         float      %9.0g                 Life expectancy, males
le_female       float      %9.0g                 Life expectancy, females
le_w            float      %9.0g                 Life expectancy, whites
le_wmale        float      %9.0g                 Life expectancy, white males
le_wfemale      float      %9.0g                 Life expectancy, white females
le_b            float      %9.0g                 Life expectancy, blacks
le_bmale        float      %9.0g                 Life expectancy, black males
le_bfemale      float      %9.0g                 Life expectancy, black females
```

结果显示,数据集 uslifeexp 包含 100 个观测值,10 个变量。

从中选取 year,le,le_male,le_female 四个变量,显示前 10 行。

```
. keep year le le_male le_female
. list in 1/10,abbreviate(9)
```

	year	le	le_male	le_female
1.	1900	47.3	46.3	48.3
2.	1901	49.1	47.6	50.6
3.	1902	51.5	49.8	53.4
4.	1903	50.5	49.1	52
5.	1904	47.6	46.2	49.1
6.	1905	48.7	47.3	50.2
7.	1906	48.7	46.9	50.8
8.	1907	47.6	45.6	49.9
9.	1908	51.1	49.5	52.8
10.	1909	52.1	50.5	53.8

1. 简单折线图

简单折线图是一种常用的图形表示方法,用于展示随时间、顺序或其他连续变量变化的趋势。在 Stata 中,可以使用命令"twoway line"来创建简单折线图。简单折线图通过在坐标轴上绘制连续的线段来表示数据的变化趋势。简单折线图可以用于展示单个变量随时间的变化,也可以用于比较多个组的变化趋势。通过连线的斜率、方向和相对位置,可以观察数据的增长、下降或波动情况。

描述一个 y 变量预期寿命(le)随年份(year)变化的关系。x 轴对应的变量和 y 轴对应的变量分别为数据框中的 le 和 year。

(1)简单折线图(默认选项)(图 3-49)

```
. twoway line le year
```

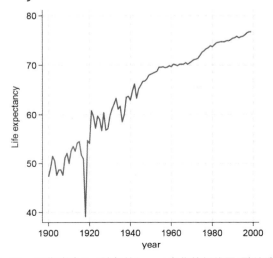

图 3-49 预期寿命(le)随年份(year)变化的折线图(默认选项)

(2)修改轴标题(图 3-50)

`. twoway line le year,xtitle(" 年份 ") ytitle(" 预期寿命 ")`

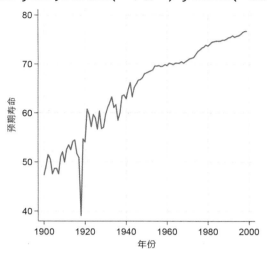

图 3-50　预期寿命(le)随年份(year)变化的折线图(修改轴标题)

(3)添加主标题和副标题(图 3-51)

`. twoway line le year,title("20 世纪美国预期寿命变化图 ") ///`

`> subtitle("1900 年 -2000 年 ")`

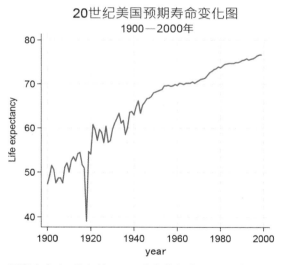

图 3-51　预期寿命(le)随年份(year)变化的折线图(添加主标题和副标题)

(4)添加主标题、副标题和注释(图 3-52)

`. twoway line le year,///`

`> title("20 世纪美国预期寿命变化图 ") subtitle("1900 年 -2000 年 ") ///`

`> caption("Source: National Vital Statistics Report,///`

`> Vol. 50 No. 6")`

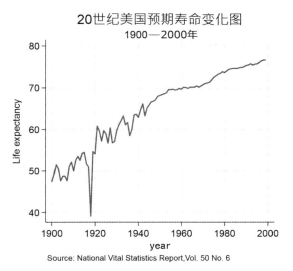

图 3-52　预期寿命(le)随年份(year)变化的折线图(添加注释)

(5)改变 y 轴的刻度范围(0~90)

```
. twoway line le year,yscale(range(0 90))
```

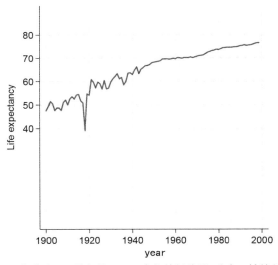

图 3-53　预期寿命(le)随年份(year)变化的折线图(改变 y 轴的刻度范围)

同理,也可以使用 xscale(range())来改变 x 轴的范围。

(6) y 轴的刻度从 0 开始,到 90 结束,每隔 10 添加一个刻度

图 3-54 通过 yscale(range(0 90))选项将 y 轴的范围修改为 0~90,但 0~40 范围内没有轴刻度。yscale(range(0 90)) ylabel(0(10)90)的作用是 y 轴的刻度从 0 开始,到 90 结束,每隔 10 添加一个刻度。

```
. twoway line le year,yscale(range(0 90)) ylabel(0(10)90)
```

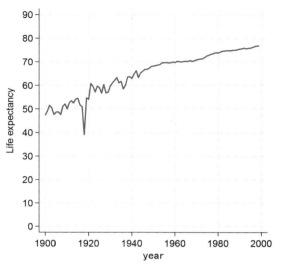

图 3-54　预期寿命(le)随年份(year)变化的折线图(改变 y 轴刻度)

(7)每隔 5 年在 x 轴上加一个小标记,每隔 10 年在 x 轴上写上具体的年份(图 3-55)

```
. twoway line le year,xlabel(1900(10)2000) xtick(1900(5)2000)
```

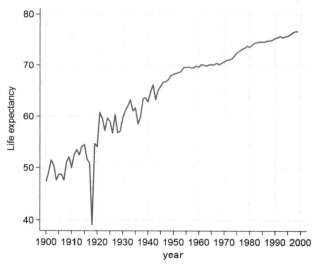

图 3-55　预期寿命(le)随年份(year)变化的折线图(改变 x 轴刻度)

使用 xtick(1900 (5)2000),意味着每隔 5 年在 x 轴上加一个小标记,xlabel(1900 (10)2000)意味着每隔 10 年在 x 轴上写上具体的年份。

(8)绘制 1900—1960 年期间的预期寿命折线图(图 3-56)

绘制子集数据的折线图,需要[if]条件表达式,此处使用条件表达式 if year<1960 筛选出符合条件的数据进行绘制。

```
. twoway line le year if year<1960
```

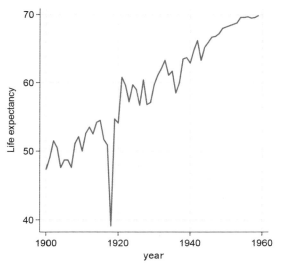

图 3–56　预期寿命(le)随年份(year)变化的折线图(子集数据折线图)

2. 向折线图添加数据标记

向折线图添加数据标记,使用 twoway connected 命令,该命令的语法格式为

twoway connected varlist [if] [in] [,scatter options]

其中,varlist 是将要绘制曲线标绘图的变量列表,[if]为条件表达式,[in] 用于设置样本范围,[,scatter options]为可选项。

(1)默认选项折线图(图 3-57)

. twoway connected le year

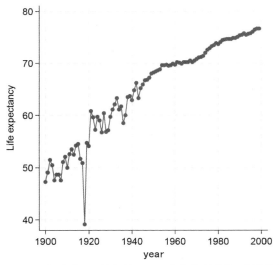

图 3–57　预期寿命(le)随年份(year)变化的折线图(默认选项)

(2)改变数据点和线条样式(图 3-58)

选项 msymbol(Oh)lpattern(dash)的作用是将数据点修改为空心圆,线条改为虚线。

. twoway connected le year,msymbol(Oh)lpattern(dash)

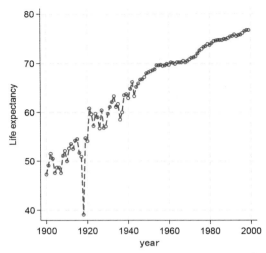

图 3-58　预期寿命(le)随年份(year)变化的折线图(改变数据点和线条样式)

(3)数据点符号样式(图 3-59)

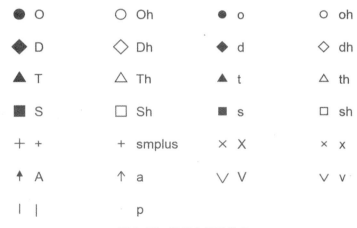

图 3-59　数据点符号样式

设置数据点符号样式,使用选项 msymbol( ),括号内为符号代码,例如:msymbol(D)

(4)数据标记颜色(表 3-3)

表 3-3　常用数据标记颜色

Stata18常用的64种颜色			
black	brown	ltblue	sand
stc1	cranberry	ltbluishgray	sandb
stc2	cyan	ltkhaki	sienna
stc15	dimgray	magenta	stone
stblue	dkgreen	maroon	teal
stgreen	dknavy	midblue	yellow
stred	dkorange	midgreen	ebg

续表

Stata18常用的64种颜色			
styellow	eggshell	mint	ebblue
gs0	emerald	navy	edkblue
gs1	forest_green	olive	eltblue
gs2	gold	olive_teal	eltgreen
gs15	gray	orange	emidblue
gs16	green	orange_red	erose
white	khaki	pink	none
blue	lavender	purple	background
bluishgray	lime	red	foreground

设置颜色使用选项 mcolor(color),例如:mcolor(blue)。

(5)数据标记点的大小

从小到大依次为 vtiny,tiny,vsmall,small,medsmall,medium,medlarge,large, vlarge,huge,vhuge 和 ehuge。

设置数据点大小使用选项 msize ( ),括号内为规格名称。例如:msize (small)。

(6)设置线条

Stata 中有不同的方式控制线条样式。可以指定样式的三个成分从而确定风格:线条样式,宽度和颜色。

线条样式由 clpattern( )选项指定。最常见的模式是 solid,dash 和 do。

线宽由 clwidth( )指定,可用的选项包括 thin,medium 和 thick。

颜色由 clcolor( )指定,使用颜色名称(如 red,white 和 blue)或 RGB 值确定颜色。

线宽样式列表见图 3-60;

线条样式列表见图 3-61;

数据标记点的大小见图 3-62。

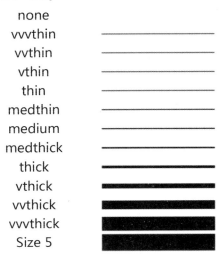

图 3-60　线宽样式列表

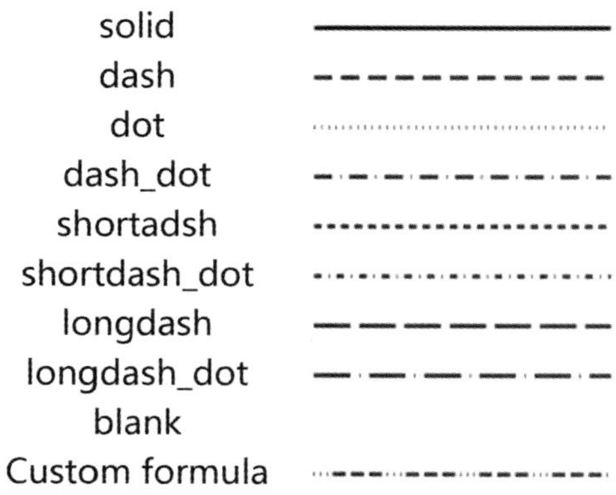

solid	——————————————
dash	— — — — — — — —
dot	··
dash_dot	— · — · — · — · — · —
shortadsh	■■■■■■■■■■■■■■■■
shortdash_dot	■ · ■ · ■ · ■ · ■ · ■
longdash	— — — — — —
longdash_dot	— · — · — · — · —
blank	
Custom formula	— — — — — — — —

图 3-61　线条样式

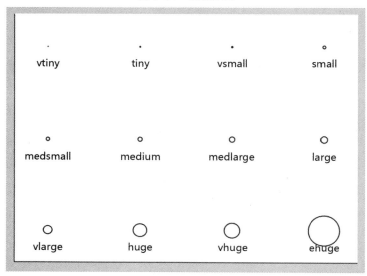

图 3-62　数据点大小

3. 多重折线图

多重折线图中有一个 x 变量，多个 y 变量。

(1)绘制 le_male le_female 两个变量随年份变化的折线图(默认选项)(图 3-63)

. twoway line le_male le_female year,ytitle(" 预期寿命 ")

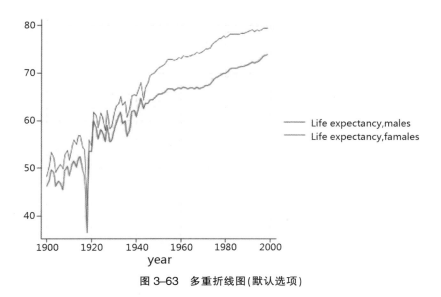

图 3-63 多重折线图(默认选项)

Stata18 默认绘图方案的图例位于图形右侧。

(2)改变图例位置

```
. twoway line le_wm le_bm year,legend(ring(0) pos(5))
```

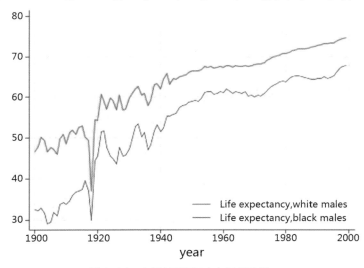

图 3-64 多重折线图(改变图例位置)

选项 ring(0)的作用是把图例放在图像内部;pos(5)的作用是把图例放在图像 5 点钟的位置(和钟表的数字位置相同)。

(3)改变图例样式(加黑色边框)(图 3-65)

```
. twoway line le_wm le_bm year,legend(region(lcolor(black)))
```

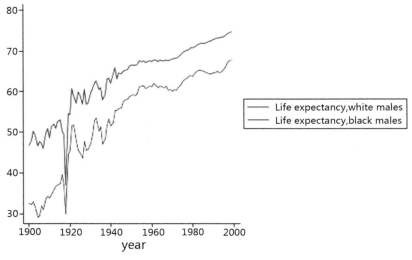

图 3-65　多重折线图(改变图例样式)

(4)改变线条样式(图 3-66)

`. twoway line le_male le_female year, lpattern(solid dash)`

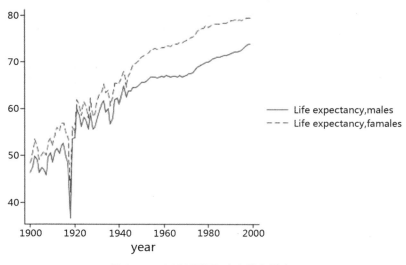

图 3-66　多重折线图(改变线条样式)

连接方式（lpattern）括号里的顺序（solid dash）按照 y 变量的顺序（le_male le_female）依次对应,这样"solid"代表 le_male,"dash"代表 le_female。

(5)改变图例文本内容

`. twoway line le_wm le_bm year,///`

`> legend(label(1 " 男性 ") label(2 " 女性 ") cols(1))`

选项 legend(label(1 " 男性 ") label(2 " 女性 ") cols(1)) 的作用是将图例文本内容修改为"男性"和"女性",cols(1)的作用是在一列中显示[同理,rows(1) 的作用是在同一行显示]。

第四章 汇总统计

统计汇总是统计资料汇集整理的过程。为了能够反映调查对象分布的全貌,必须对统计资料进行汇总,即计算定量变量的均值、中位数、标准差、四分位间距、偏度、峰度和定性变量的频数以及相对频数等。

按变量属性划分,汇总统计分为定量变量汇总统计和定性变量汇总统计;按变量个数划分,汇总统计分为单变量汇总统计和多变量汇总统计。

第一节 定量变量汇总统计

一、定量变量汇总统计指标

(一)位置的度量

1. 算术平均数

算术平均数提供了定量变量中心位置的度量,由于容易受极端值的影响,算术平均数适合描述服从正态分布数据的中心位置。

$$\bar{x} = \frac{x_1 + x_2 + \cdots + x_n}{n} = \frac{\sum_{i=1}^{n} x_i}{n}$$

2. 中位数

中位数是对定量变量中心位置的另一种度量。

中位数(又称中值),对于有限的数集,可以通过把所有观察值从小到大排序后,如果观察值有奇数个,找出正中间的一个作为中位数;如果观察值有偶数个,通常取最中间的两个数值的平均数作为中位数。

利用算术平均数描述定量变量的集中趋势,往往基于正态分布,若数据是长尾或是有异常值时,这时用算术平均数就不能正确地描述定量变量的集中趋势。此时用中位数来描述集中趋势则是稳健的,不易受异常值影响。

(二)变异程度的度量

1. 极差

极差 = 最大值 - 最小值,这是一种最简单的变异程度的度量。

极差仅仅以两个观测值为依据,极易受到异常值的影响,它很少被单独用来度量定量变量的变异程度。

2. 四分位间距

第三四分位数 Q_3 与第一四分位数 Q_1 的差值称四分位距(InterQuartile Range,IQR)。

$$IQR=Q_3-Q_1$$

四分位间距作为变异程度的一种度量，能够克服异常值的影响。

无论方差、标准偏差，还是平均绝对偏差，它们对离群值和极值都是不稳健的。其中，方差和标准偏差对离群值尤为敏感，因为它们基于偏差的平方值。

3. 方差

方差是用所有数据对变异程度所做的一种度量。

对于样本而言，平均数的离差记为 $(x_i-\bar{x})$；对于总体而言，平均数的离差记为 $(x_i-\mu)$。如果数据来自总体，则离差平方的平均值称为总体方差。

对于有 N 个观测值的总体，用 μ 表示总体平均数：

$$\sigma^2=\frac{\sum (x_i-\mu)^2}{N}$$

样本方差是总体方差的无偏估计，n 个观测值的样本，用 $\bar{x}$ 表示样本平均数：

$$s^2=\frac{\sum (x_i-x)^2}{n-1}$$

4. 标准差(Standard Deviation)

方差的正平方根称为标准差。描述正态分布资料的离散趋势时，最适宜选择的指标是标准差。

总体标准差：

$$\sigma=\sqrt{\frac{\sum_{i=1}^{N} (x_i-\mu)^2}{N}}$$

样本标准差：

$$s=\sqrt{\frac{\sum_{i=1}^{n} (x_i-x)^2}{n}}$$

标准差和原始数据的单位量纲相同。

(三)分布形态的度量

1. 偏度

偏度也称为偏态、偏态系数，是统计数据分布偏斜方向和程度的度量，是统计数据分布对称程度的数字特征。

偏度为负，则数据均值左侧的离散度比右侧强，左偏；分布的平均值 < 中位数 < 众数；偏度为正，则数据均值左侧的离散度比右侧弱，右偏；分布的众数 < 中位数 < 平均值；偏度为 0，对称分布。

2. 峰度

正态分布的峰度为 3，若峰度高于 3，则称为高峰；峰度低于 3，则称为低峰。

(四)相对位置的度量

1. 百分位数

百分位数提供了数据在最小值与最大值之间分布的信息。对于无大量重复的数据，第

p 百分位数将它分为两个部分。大约有 p% 的数据项的值比第 p 百分位数小；而大约有 $(100-p)$% 的数据项的值比第 p 百分位数大。

第 50 百分位数同时也是中位数。

$$L_p=(n+1)\frac{P}{100}$$

L_p——百分位数的位置，n——观测值的个数，P——所需的百分位数。

注意：有些数据的 L_p 计算结果并非整数，这种情况下其对应的百分位数也不是数据集中的某一个数，而是介于数据集中某两个数之间的一个数值。

2. 四分位数

第一四分位数 (Q_1)，又称"较小四分位数"，等于该样本中所有数值由小到大排列后第25%的数字。

第二四分位数 (Q_2)，又称"中位数"，等于该样本中所有数值由小到大排列后第 50% 的数字。

第三四分位数 (Q_3)，又称"较大四分位数"，等于该样本中所有数值由小到大排列后第75%的数字。

二、基于 **Stata** 的汇总统计

(一)summary 命令

summary 命令计算并显示定量变量的汇总统计信息。如果没有指定变量名称，将计算数据集中所有定量变量的摘要统计信息。简单的汇总统计使用 summarize 命令，详细汇总统计使用 summarize 命令加选项 detail。详细汇总统计结果除了提供简单汇总统计的所有信息，还包括不同的百分位数、四个最小值、四个最大值、偏度和峰度。

1. 全部样本汇总统计

. use "C: NHANES.dta", clear

. summarize bmxht, detail

Standing Height (cm)

	Percentiles	Smallest		
1%	89.3	78.3		
5%	103.7	78.5		
10%	121	80	Obs	8,016
25%	151.4	81.3	Sum of wgt.	8,016
50%	161.9		Mean	156.5934
		Largest	Std. dev.	22.25786
75%	171.2	195.5		
90%	178.2	195.6	Variance	495.4122
95%	181.9	195.8	Skewness	-1.359015
99%	188.5	197.7	Kurtosis	4.445764

上述结果为定量变量 bmxht(身高)的汇总统计结果显示，数据集 NHANES.dta 共有 9 254 个观测结果，平均值为 156.59，标准偏差为 22.25。最小值为 78.3，最大值为

197.7。

2. 分组汇总统计

summary 命令可以和 bysort 组合使用，进行分组汇总统计。把数据集 NHANES.dta 中的定性变量 riagendr(性别)作为分组变量,根据其因子水平将样本分为两组,分组统计每种性别的 bmxht(身高)。

```
. bysort riagendr:summarize bmxht,detail
-> riagendr = Male
```

Variable	Obs	Mean	Std. dev.	Min	Max
bmxht	3,905	161.8533	23.85652	81.3	197.7

```
-> riagendr = Female
```

Variable	Obs	Mean	Std. dev.	Min	Max
bmxht	4,111	151.597	19.34554	78.3	189.3

3. 子样本汇总统计

对数据集中的男性身高进行汇总统计:

```
. summarize bmxht if riagendr==1,detail
                    Standing Height (cm)
```

	Percentiles	Smallest		
1%	90.5	81.3		
5%	104.3	83.2		
10%	121.7	83.3	Obs	3,905
25%	158.7	84.3	Sum of wgt.	3,905
50%	170.1		Mean	161.8533
		Largest	Std. dev.	23.85652
75%	176.7	195.5		
90%	181.9	195.6	Variance	569.1334
95%	185.1	195.8	Skewness	-1.513479
99%	190.3	197.7	Kurtosis	4.429203

对数据集中的成年男性身高进行汇总统计:

```
. summarize bmxht if (riagendr==1 & ridageyr>17),detail
```

```
                        Standing Height (cm)

              Percentiles        Smallest
        1%       155.4            147.7
        5%       160.8            148.2
       10%       163.95           149.8        Obs                 2,630
       25%       168.2            151.7        Sum of wgt.         2,630

       50%       173.4                         Mean            173.4809
                                  Largest      Std. dev.       7.676302
       75%       178.6            195.5
       90%       183.4            195.6        Variance        58.92562
       95%       186.1            195.8        Skewness        .0065185
       99%       191.3            197.7        Kurtosis        2.936599
```

4. 控制输出格式

. format bmxht %9.2f

. summarize bmxht,format

Variable	Obs	Mean	Std. dev.	Min	Max
bmxht	8,016	156.59	22.26	78.30	197.70

%9.2f 表示输出长度为 9 的浮点数，其中小数位为 2，小数点占一位，整数位为 6。

5. 多变量汇总统计

summarize v1 v2 v3

(二)centile 命令报告百分位数和置信区间

centile 命令计算并显示定量变量的百分位数。如果没有指定变量名称，将计算数据集中所有定量变量的百分位数。

1. 计算变量 bmxht(身高)的第 50 百分位数及 95%置信区间

. centile bmxht

Variable	Obs	Percentile	Centile	Binom. interp. [95% conf. interval]	
bmxht	8,016	50	161.9	161.5	162.2

2. 计算变量 bmxht(身高)的第 2.5、第 50、第 97.5 百分位数

. centile bmxht,centile(2.5,50,97.5)

Variable	Obs	Percentile	Centile	Binom. interp. [95% conf. interval]	
bmxht	8,016	2.5	95.4	93.9	96.87489
		50	161.9	161.5	162.2
		97.5	185.1	184.7	185.5

3. 计算变量 bmxht(身高)的第 10,第 20,第 30,…,第 90 百分位数

. centile bmxht,centile(10(10)90)

Variable	Obs	Percentile	Centile	Binom. interp. [95% conf. interval]	
bmxht	8,016	10	121	118.6671	123.1
		20	146.4	144.8	147.4
		30	154.2	153.8	154.7
		40	158.3	157.9	158.7
		50	161.9	161.5	162.2
		60	165.3	165	165.7
		70	169.1	168.7	169.5
		80	173.2	172.8	173.6
		90	178.2	177.8	178.5

（三）tabstat 命令

tabstat 命令在一个表中显示一系列数值变量的汇总统计信息。它允许指定要显示的统计量信息列表(表 4-1)。

表 4-1 统计量信息列表

统计量	命令	统计量	命令	统计量	命令
均值	mean	非缺失值总数	count	计数	n
总和	sum	最大值	max	最小值	min
极差	range	标准差	sd	方差	var
变异系数	cv	标准误	semean	偏度	skewness
峰度	kuitosis	中位数	median	第 1 百分位数	p1
四分位间距	iqr	四分位数	q	第 5 百分位数	p5
第 10 百分位	p10	第 25 百分位数	p25	中位数	p50
第 75 百分位	p75	第 90 百分位数	p90	第 95 百分位数	p95

1. 统计均值

`. tabstat bmxht`

Variable	Mean
bmxht	156.5934

2. 分组统计(均值)

`. tabstat bmxht,by(riagendr)`
```
Summary for variables: bmxht
Group variable: riagendr (Gender)
```

riagendr	Mean
Male	161.8533
Female	151.597
Total	156.5934

3. 指定统计指标

```
. tabstat bmxht,by(riagendr) stats(mean median sd iqr)
Summary for variables: bmxht
Group variable: riagendr (Gender)
```

riagendr	Mean	p50	SD	IQR
Male	161.8533	170.1	23.85652	18
Female	151.597	157.3	19.34554	13.2
Total	156.5934	161.9	22.25786	19.8

4. 指定统计指标,不显示 Total

```
. tabstat bmxht,by(riagendr)  stats(mean median sd iqr)nototal
Summary for variables: bmxht
Group variable: riagendr (Gender)
```

riagendr	Mean	p50	SD	IQR
Male	161.8533	170.1	23.85652	18
Female	151.597	157.3	19.34554	13.2

5. 控制输出格式(结果保留两位小数)

```
. tabstat bmxht,by(riagendr) ///
> statistics(mean median sd iqr)format(%9.2fc)
Summary for variables: bmxht
Group variable: riagendr (Gender)
```

riagendr	Mean	p50	SD	IQR
Male	161.85	170.10	23.86	18.00
Female	151.60	157.30	19.35	13.20
Total	156.59	161.90	22.26	19.80

6. 多变量统计添加一个统计指标列

```
. tabstat bmxht bmxwt,by(riagendr)///
> statistics(mean median sd iqr)long format
```

riagendr	Stats	bmxht	bmxwt
Male	Mean	161.85334	68.449572
	p50	170.1	73.3
	SD	23.856517	34.785687
	IQR	18	50.3
Female	Mean	151.59703	61.948673
	p50	157.3	63.3
	SD	19.345539	30.622898
	IQR	13.2	35.4
Total	Mean	156.5934	65.138508
	p50	161.9	67.75
	SD	22.257858	32.890754
	IQR	19.8	42.5

7. 指定 col(statistics)选项，统计指标横排

. tabstat bmxht bmxwt,by(riagendr)///

> statistics(mean median sd iqr)col(stat) long

riagendr	Variable	Mean	p50	SD	IQR
Male	bmxht	161.8533	170.1	23.85652	18
	bmxwt	68.44957	73.3	34.78569	50.3
Female	bmxht	151.597	157.3	19.34554	13.2
	bmxwt	61.94867	63.3	30.6229	35.4
Total	bmxht	156.5934	161.9	22.25786	19.8
	bmxwt	65.13851	67.75	32.89075	42.5

8. 多变量不分组结果格式

. tabstat bmxht bmxwt,statistics(mean median sd iqr)

Stats	bmxht	bmxwt
Mean	156.5934	65.13851
p50	161.9	67.75
SD	22.25786	32.89075
IQR	19.8	42.5

. tabstat bmxht bmxwt,statistics(mean median sd iqr)col(stat)

Variable	Mean	p50	SD	IQR
bmxht	156.5934	161.9	22.25786	19.8
bmxwt	65.13851	67.75	32.89075	42.5

(四)collapse 命令

根据定性变量的因子水平对定量变量分组，然后在此基础上对各分组数据分别进行求和、平均数、个数、最大值、最小值等统计运算。

分组项为一个定性变量,汇总项为一个或多个定量变量。

collapse 命令能够基于表 4-2 的统计量来创建变量。

表 4-2 collapse 参数与摘要统计量

collapse 参数	摘要统计量	collapse 参数	摘要统计量
means (默认)	均值	semean	平均值标准误差
median	中位数	sum	和
p1	第 1 百分位	count	非缺失值观测数
p2	第 2 百分位	percent	非缺失值观测的百分比
…	第 51-97 百分位	max	最大值
P50	第 50 百分位(中位数)	min	最小值
p98	第 98 百分位	iqr	四分位间距
p99	第 99 百分位		

1. 不同年龄段总胆固醇的平均值

```
. use "C:\NHANES2009sub.dta"
. collapse (mean) directchol, by(agedecade)
. list,separator(6) abbreviate(12)
```

	agedecade	directchol
1.	20-29	1.311599
2.	30-39	1.310346
3.	40-49	1.387303
4.	50-59	1.398177
5.	60-69	1.434294
6.	70+	1.451792

2. 不同年龄段总胆固醇和直接胆固醇的平均值

```
. collapse directchol totchol, by(agedecade)
. list,separator(6) abbreviate(12)
```

	agedecade	directchol	totchol
1.	20-29	1.311599	4.64937
2.	30-39	1.310346	4.960907
3.	40-49	1.387303	5.269172
4.	50-59	1.398177	5.391384
5.	60-69	1.434294	5.188046
6.	70+	1.451792	5.048151

3. 不同年龄段总胆固醇和直接胆固醇的平均值和中位数

为了避免名称混淆，将总胆固醇和直接胆固醇的中位数分别命名为 medtot 和 meddir。

```
. use "C:\NHANES2009sub.dta"
. collapse directchol totchol (median) meddir = directchol ///
> medtot= totchol, by(agedecade)
. list,separator(6) abbreviate(12)
```

	agedecade	directchol	totchol	meddir	medtot
1.	20-29	1.311599	4.64937	1.27	4.58
2.	30-39	1.310346	4.960907	1.27	4.86
3.	40-49	1.387303	5.269172	1.29	5.2
4.	50-59	1.398177	5.391384	1.32	5.38
5.	60-69	1.434294	5.188046	1.37	5.17
6.	70+	1.451792	5.048151	1.37	5.04

4. 不同年龄段直接胆固醇的中位数和四分位间距

```
. use "C:\NHANES2009sub.dta"
. collapse (median) directchol (iqr) iqrdir = directchol, ///
> by(agedecade)
. describe
```

```
Contains data
 Observations:            6
    Variables:            3
```

Variable name	Storage type	Display format	Value label	Variable label
agedecade	str6	%9s		
directchol	float	%9.0g		(p 50) directchol
iqrdir	float	%9.0g		(iqr) directchol

第二节　定性变量汇总统计

定性变量汇总统计使用的指标是频数和相对频数。

频数：在几个互不重叠的组别中，每一组项的个数。

相对频数：一个组的相对频数等于该组的项数占总项数的比例。

百分频数：百分频数 $= \dfrac{频数}{n} \times 100, n$ 为观测值的个数。

频数之和等于观测值的数目。相对频数之和等于 1.00,百分比频数之和等于 100。
tabulate 命令可以实现对定性变量的频数与频率的汇总统计。

一、单向频数表

1. 单向频数表

```
. use "D:\Stata\data\NHANES2009.dta",clear
. tabulate gender
```

Gender	Freq.	Percent	Cum.
female	3,131	50.04	50.04
male	3,126	49.96	100.00
Total	6,257	100.00	

2. 单向频数表(按频率降序排列)

```
. tabulate gender,sort
```

Gender	Freq.	Percent	Cum.
female	3,131	50.04	50.04
male	3,126	49.96	100.00
Total	6,257	100.00	

3. 单向频数表(多个分类变量)

```
. tab1 gender race1
-> tabulation of gender
```

Gender	Freq.	Percent	Cum.
female	3,131	50.04	50.04
male	3,126	49.96	100.00
Total	6,257	100.00	

```
-> tabulation of race1
```

Race1	Freq.	Percent	Cum.
Black	675	10.79	10.79
Hispanic	367	5.87	16.65
Mexican	536	8.57	25.22
Other	469	7.50	32.72
White	4,210	67.28	100.00
Total	6,257	100.00	

二、双向表

1. 变量 race1 和 gender 的双向表

```
. tab race1 gender
```

Race1	Gender female	male	Total
Black	361	314	675
Hispanic	191	176	367
Mexican	234	302	536
Other	234	235	469
White	2,111	2,099	4,210
Total	3,131	3,126	6,257

2. 变量 race1 和 gender 的双向表(diabetes=="Yes")

```
. tab race1 gender if diabetes=="Yes"
```

Race1	Gender female	male	Total
Black	50	46	96
Hispanic	17	21	38
Mexican	23	33	56
Other	29	25	54
White	140	213	353
Total	259	338	597

3. 变量 race1 和 gender 的双向表(添加行百分比)

```
. tab race1 gender,row
```

Race1	Gender female	male	Total
Black	361	314	675
	53.48	46.52	100.00
Hispanic	191	176	367
	52.04	47.96	100.00
Mexican	234	302	536
	43.66	56.34	100.00
Other	234	235	469
	49.89	50.11	100.00
White	2,111	2,099	4,210
	50.14	49.86	100.00
Total	3,131	3,126	6,257
	50.04	49.96	100.00

4. 变量 race1 和 gender 的双向表(添加列百分比)

```
. tab race1 gender,col
```

| | Gender | | |
Race1	female	male	Total
Black	361 11.53	314 10.04	675 10.79
Hispanic	191 6.10	176 5.63	367 5.87
Mexican	234 7.47	302 9.66	536 8.57
Other	234 7.47	235 7.52	469 7.50
White	2,111 67.42	2,099 67.15	4,210 67.28
Total	3,131 100.00	3,126 100.00	6,257 100.00

5. 变量 race1 和 gender 的双向表(diabetes=="Yes",添加列百分比)

```
. tab race1 gender if diabetes=="Yes",col
```

Key
frequency *column percentage*

| | Gender | | |
Race1	female	male	Total
Black	50 19.31	46 13.61	96 16.08
Hispanic	17 6.56	21 6.21	38 6.37
Mexican	23 8.88	33 9.76	56 9.38
Other	29 11.20	25 7.40	54 9.05
White	140 54.05	213 63.02	353 59.13
Total	259 100.00	338 100.00	597 100.00

6. 变量 race1 和 gender 的双向表(diabetes=="Yes",添加行百分比)

`. tab race1 gender if diabetes=="Yes",row`

	Gender		
Race1	female	male	Total
Black	50 52.08	46 47.92	96 100.00
Hispanic	17 44.74	21 55.26	38 100.00
Mexican	23 41.07	33 58.93	56 100.00
Other	29 53.70	25 46.30	54 100.00
White	140 39.66	213 60.34	353 100.00
Total	259 43.38	338 56.62	597 100.00

7. 变量 diabetes 和 gender 的双向表(显示卡方统计量)

`. tab diabetes gender,chi2 cchi2`

Key
frequency *chi2 contribution*

	Gender		
Diabetes	female	male	Total
No	2,872 0.6	2,788 0.6	5,660 1.1
Yes	259 5.3	338 5.3	597 10.6
Total	3,131 5.8	3,126 5.9	6,257 11.7

$$Pearson\ chi2(1) = 11.6966\quad Pr = 0.001$$

8. 变量 diabetes 和 gender 的双向表(显示全部关联度量)

`. tab diabetes gender,all`

```
                        Gender
   Diabetes       female        male          Total

         No        2,872        2,788          5,660
        Yes          259          338            597

      Total        3,131        3,126          6,257

              Pearson chi2(1) =   11.6966   Pr = 0.001
     Likelihood-ratio chi2(1) =   11.7274   Pr = 0.001
                   Cramér's V =    0.0432
                        gamma =    0.1469   ASE = 0.042
              Kendall's tau-b =    0.0432   ASE = 0.013
```

三、连续变量分组方法(指定组限分割)

指定组限分割连续变量,必须确定每一个数据属于且只属于一组。下组限定义为被分到该组的最小可能的数据值,上组限定义为被分到该组的最大可能的数据值。

recode 命令分割连续变量,输入每组数据的区间范围,区间为前开后闭。闭区间包括两个端点 a 和 b,开区间不包括两个端点 a 和 b。

```
. use "C:\ NHANES.dta", clear
. codebook ridageyr
```

```
ridageyr                                        Age in years at screening

                  Type: Numeric (double)

                 Range: [0,80]                    Units: 1
         Unique values: 81                    Missing .: 0/9,254

                  Mean: 34.3342
             Std. dev.: 25.5003

           Percentiles:     10%      25%      50%      75%      90%
                              3       11       31       58       71
```

结果显示,数据集 NHANES.dta 中变量 ridageyr(年龄)的最小值为 0,最大值为 80,将变量 ridageyr(年龄)分为小于等于 18、18~60、大于 60 三组,分别计算每组的频数。

```
. recode ridageyr (min/18 = 1) (18/60 = 2) ///
> (60/max = 3), generate(g_age)
```

```
. tab g_age
```

RECODE of ridageyr (Age in years at screening)	Freq.	Percent	Cum.
1	3,542	38.28	38.28
2	3,703	40.02	78.29
3	2,009	21.71	100.00
Total	9,254	100.00	

第三节　定性变量与定量变量统计汇总

报告分类变量因子水平的频数和定量变量分组汇总统计的平均值和标准偏差

1. 不同性别人群体重的统计摘要

```
. use "D:\Stata\data\NHANES2009.dta",clear
. tab gender, summarize(weight)
```

Gender	Summary of Weight Mean	Std. dev.	Freq.
female	76.072405	20.734092	3,131
male	89.765611	19.729719	3,126
Total	82.913537	21.363904	6,257

变量 gender 和 diabetes 双向制表的汇总统计数据。

2. 不同性别人群糖尿病患者与非糖尿病患者体重的统计摘要

```
. tab gender diabetes, summarize(weight)
```
Means, Standard Deviations and Frequencies of Weight

Gender	Diabetes No	Yes	Total
female	74.955676	88.455598	76.072405
	19.871548	25.563534	20.734092
	2872	259	3131
male	88.742324	98.206213	89.765611
	18.827423	24.454301	19.729719
	2788	338	3126
Total	81.746696	93.976047	82.913537
	20.552972	25.385393	21.363904
	5660	597	6257

3. 只报告每组定量变量的平均值

`. tab gender diabetes, summarize(weight)means`

Means of Weight

Gender	Diabetes No	Yes	Total
female	74.955676	88.455598	76.072405
male	88.742324	98.206213	89.765611
Total	81.746696	93.976047	82.913537

4. 不报告标准差

`. tab gender diabetes, summarize(weight)nostandard`

Means and Frequencies of Weight

Gender	Diabetes No	Yes	Total
female	74.955676 2872	88.455598 259	76.072405 3131
male	88.742324 2788	98.206213 338	89.765611 3126
Total	81.746696 5660	93.976047 597	82.913537 6257

第四节　面板数据汇总统计

面板数据指的是在不同时间点跟踪记录同一组个体的数据。相比于横截面数据(不同个体在一个时间点上的观测记录)或者时间序列数据(一个个体在不同时间点上的观测记录),面板数据同时包括了横截面和时间序列两个维度上的数据:个体维度($i=1,2,\cdots,N$),时间序列维度($t=1,2,\cdots,T$)。个体可以是个人、企业、行业或者国家,时间维度可以是年、月、日、时、分、秒。

数据集 income_democracy.dta 包含 1 369 个观测,13 个变量。

一、描述数据集 income_democracy.dta 的结构

`. use "C:\income_democracy.dta",clear`

`. des`

```
Contains data from C:\income_democracy.dta
 Observations:            1,369
   Variables:               13                    15 Jun 2014 16:46
```

Variable name	Storage type	Display format	Value label	Variable label
country	str30	%30s		
year	int	%8.0g		
dem_ind	float	%9.0g		
log_gdppc	float	%9.0g		
log_pop	float	%9.0g		
age_1	float	%9.0g		
age_2	float	%9.0g		
age_3	float	%9.0g		
age_4	float	%9.0g		
age_5	float	%9.0g		
educ	float	%9.0g		
age_median	float	%9.0g		
code	float	%9.0g		

二、查看变量 dem_ind 缺失值情况

. mdesc dem_ind

Variable	Missing	Total	Percent Missing
dem_ind	103	1,369	7.52

三、对变量 dem_ind 摘要统计

1. 连续变量 dem_ind 的基本汇总统计

基本汇总统计使用 summarize 命令。

. summarize dem_ind

Variable	Obs	Mean	Std. dev.	Min	Max
dem_ind	1,266	.4990732	.3713367	0	1

基本汇总统计结果包括变量 dem_ind 的观测个数、均值、标准差、最小值和最大值。

2. 连续变量 dem_ind 的详细汇总统计

详细汇总统计使用 summarize 命令,加选项"detail"。

. summarize dem_ind,detail

dem_ind

	Percentiles	Smallest		
1%	0	0		
5%	0	0		
10%	0	0	Obs	1,266
25%	.1666667	0	Sum of wgt.	1,266
50%	.5		Mean	.4990732
		Largest	Std. dev.	.3713367
75%	.8333333	1		
90%	1	1	Variance	.137891
95%	1	1	Skewness	.0955317
99%	1	1	Kurtosis	1.479739

详细汇总统计结果除了包括基本汇总统计的结果内容,还包括方差、偏度、峰度、4 个最小值、4 个最大值、第 1 百分位数、第 5 百分位数、第 10 百分位数、第 25 百分位数、第 50 百分位数、第 75 百分位数、第 90 百分位数、第 95 百分位数、第 99 百分位数等。

3. 连续变量 dem_ind 的单一摘要统计量

summarize 命令将表 4-3 的内容存储在 r( )中。

表 4-3　summarize 命令标量与注释

标量	注释	标量	注释
r(N)	观察数量	r(p50)	第 50 百分位数(detail)
r(mean)	平均值	r(75)	第 75 百分位数(detail)
r(skewness)	偏度(detail)*	r(90)	第 90 百分位数(detail)
r(min)	最小值	r(95)	第 95 百分位数(detail)
r(max)	最大值	r(99)	第 99 百分位数(detail)
r(sum w)	权重之和	r(Var)	方差
r(p1)	第 1 百分位数(detail)	r(kurtosis)	峰度(detail)
r(p5)	第 5 百分位数(detail)	r(sum)	变量个数
r(p10)	第 10 百分位数(detail)	r(sd)	标准差
r(p25)	第 25 百分位数(detail)		

★括号内 detail,说明只有添加选项 detail 才可以生成该项统计指标

使用 display 命令显示 summarize 结果的单一统计结果。

(1)变量 dem-ind 的最小值和最大值

. summarize dem_ind,detail

. display as text "dem-ind 的最大值 = " as result r(max)

dem-ind 的最大值 = 1

```
. display as text "dem-ind 的最小值 = " as result r(min)
```
dem-ind 的最小值 = 0。

2. 变量 dem-ind 的平均值和标准偏差

```
. display as text "dem-ind 的平均值 = " as result r(mean)
```
dem-ind 的平均值 = 0.499 073 2。

```
. display as text "dem-ind 的标准差 = " as result r(sd)
```
dem-ind 的标准差 = 0.371 336 74。

四、变量 dem-ind 的第 10 百分位数、第 25 百分位数、第 50 百分位数、第 75 百分位数和第 90 百分位数

变量 dem-ind 的第 10 百分位数、第 25 百分位数、第 50 百分位数、第 75 百分位数和第 90 百分位数,可以使用 display 逐一显示,也可以使用 centile 命令一次计算并显示。

```
. centile dem_ind,centile(10,25,50,75,90)
```

Variable	Obs	Percentile	Centile	Binom. interp. [95% conf. interval]	
dem_ind	1,266	10	0	0	0
		25	.1666667	.1666667	.1666667
		50	.5	.37	.5
		75	.8333333	.8333333	.8895482
		90	1	1	1

默认为二项分布插值法估计置信区间,置信水平默认 95%。

五、2000 年 United States 的 dem-ind

```
. list country year dem_ind if ///
> country=="United States"&year==2000
```

	country	year	dem_ind
1257.	United States	2000	1

六、United States 的 dem-ind 历年平均值

```
. mean dem_ind if country=="United States"
```
Mean estimation   Number of obs = 9

	Mean	Std. err.	[95% conf. interval]	
dem_ind	.9855556	.0098758	.962782	1.008329

七、2000 年 Libya 的 dem-ind

. list country year dem_ind if country=="Libya"&year==2000

	country	year	dem_ind
718.	Libya	2000	0

八、Libya 的 dem-ind 历年平均值

. mean dem_ind if country=="Libya"

Mean estimation   Number of obs = 9

	Mean	Std. err.	[95% conf. interval]	
dem_ind	.1092593	.0471135	.0006153	.2179033

九、列出 dem-ind 平均值大于 0.95 的五个国家

. collapse dem_ind, by(country)

. keep if dem_ind > 0.95

. list in 1/5

	country	dem_ind
1.	Australia	1
2.	Austria	.9933333
3.	Barbados	1
4.	Belgium	1
5.	Belize	1

十、列出 dem-ind 平均值在 0.3 和 0.7 之间的五个国家

. use "C:\income_democracy.dta",clear

. collapse dem_ind, by(country)

. keep if (dem_ind >0.3 & dem_ind <0.7)

. list in 1/5

	country	dem_ind
1.	Antigua	.5555556
2.	Argentina	.6659259
3.	Armenia	.5
4.	Bangladesh	.5333334
5.	Bolivia	.5511111

第五章　探索性数据分析

探索性数据分析(Exploratory data analysis, EDA)是对数据的分布、变量之间的关系、观测之间的聚集等特性用汇总统计、作图等方法进行探索。

变量大致可以分为定性变量和定量变量。定性变量又分为无序定性变量和有序定性变量。定量变量包括取整数值的和取浮点值的变量，其中取整数值的变量当可取值较少时，也呈现出定量变量的特征。

探索性数据分析使用 NHANES2009 的一个列变量子集，从中选取 13 个变量，在此基础上，创建两个分类变量 obesity(肥胖)和 hypertension(高血压)。将 BMI>29.9 定义为肥胖，平均收缩压 ≥140 mmHg 或平均舒张压 ≥90 mmHg 定义为高血压。NHANES 数据集中的变量以及变量描述见表 5-1。

表 5-1　NHANES 数据集中的变量以及变量描述

变量	中文	变量描述
Gender	性别	male or female
Age	年龄(年)	80 岁或以上的记为 80
AgeDecade	从年龄派生的类别变量	级别为 0~9,10~19,…,70+
Race1	种族	Mexican, Hispanic, White, Black, or Other
Education	教育水平	针对 20 岁或以上的参与者 8thGrade, 9~11thGrade, HighSchool, SomeCollege, or CollegeGrad.
Weight	体重(kg)	
Height	身高(cm)	报告对象为 2 岁或 2 岁以上的参与者
BMI	体重指数(kg/m^2)	针对 2 岁或 2 岁以上的参与者报告
BPSysAve	平均收缩压(mmHg)	
BPDiaAve	平均舒张压(mmHg)	
DirectChol	高密度脂蛋白胆固醇(mmol/L)	针对 6 岁或以上的参与者报告。
TotChol	总胆固醇(mmol/L)	针对 6 岁或以上的参与者进行报告。
Diabetes	是否患有糖尿病	针对 1 岁或 1 岁以上的参与者 Yes or No

第一节 了解数据

一、数据结构

查看数据结构,使用 describe 命令。

```
. import delimited "D:\Stata\data\NHANES2009.csv"
. gen hypertension = cond((bpsysave>=140| ///
> bpdiaave>=90), "Yes", "No")
. gen obesity = cond((bmi>29.9), "Yes", "No")
. describe
```

Observations:	6,273			
Variables:	15		6 Jul 2024 19:41	

Variable name	Storage type	Display format	Value label	Variable label
gender	str6	%9s		Gender
age	byte	%8.0g		Age
agedecade	str6	%9s		AgeDecade
race1	str8	%9s		Race1
education	str14	%14s		Education
weight	float	%9.0g		Weight
height	float	%9.0g		Height
bmi	float	%9.0g		BMI
bpsysave	int	%8.0g		BPSysAve
bpdiaave	int	%8.0g		BPDiaAve
directchol	float	%9.0g		DirectChol
totchol	float	%9.0g		TotChol
diabetes	str3	%9s		Diabetes
hypertension	str3	%9s		
obesity	str3	%9s		

结果显示,数据集 NHANES2009 共有 6 273 个观察、13 个变量,变量的存储类型有字符型、浮点型、整数型等。

二、缺失值

外部命令 mdesc 显示数据集中变量的缺失值数量、观察数量以及缺失比例。

```
. mdesc
```

Variable	Missing	Total	Percent Missing
gender	0	6,273	0.00
age	0	6,273	0.00
agedecade	0	6,273	0.00
race1	0	6,273	0.00
education	0	6,273	0.00
weight	0	6,273	0.00
height	0	6,273	0.00
bmi	0	6,273	0.00
bpsysave	0	6,273	0.00
bpdiaave	0	6,273	0.00
directchol	0	6,273	0.00
totchol	0	6,273	0.00
diabetes	0	6,273	0.00
hypertension	0	6,273	0.00
obesity	0	6,273	0.00

结果显示,13 个变量均没有缺失值。

第二节　定量变量的探索性分析

一、单个定量变量

单个定量变量以 bmi(体重指数)为例。

1. 摘要统计

```
. summarize bmi,detail
```

                                   BMI

	Percentiles	Smallest		
1%	18.19	15.02		
5%	20.19	15.22		
10%	21.4	15.8	Obs	6,273
25%	24.14	15.8	Sum of wgt.	6,273
50%	27.8		Mean	28.87188
		Largest	Std. dev.	6.712702
75%	32.39	69		
90%	37.59	80.6	Variance	45.06037
95%	41.17	81.25	Skewness	1.269171
99%	48.68	81.25	Kurtosis	6.638739

结果显示,bmi 的均值为 28.87,标准差为 6.71,方差为45.06,还有 bmi 的 4 个最小

值、4 个最大值以及第 1 百分位数、第 5 百分位数、第 10 百分位数、第 25 百分位数、第
50 百分位数、第 75 百分位数、第 90 百分位数、第 95 百分位数、第 99 百分位数等。

2. 分布的可视化

定量变量分布的可视化使用直方图。Stata 直方图的 y 轴默认 density(概率密度),
选项 fraction 表示相对频数使用小数,percent 表示相对频数使用百分数,frequency
表示频数。

(1)概率密度直方图(图 5-1)

```
. histogram bmi
```

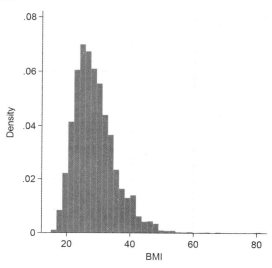

图 5-1 BMI 概率密度直方图

(2)概率密度直方图叠并正态分布曲线(图 5-2)

```
. histogram bmi, normal
```

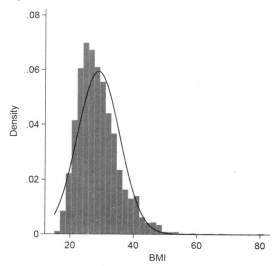

图 5-2 BMI 概率密度直方图(叠并正态分布曲线)

(3)相对频数直方图(y轴使用分数表示相对频数)(图 5-3)

. histogram bmi, fraction

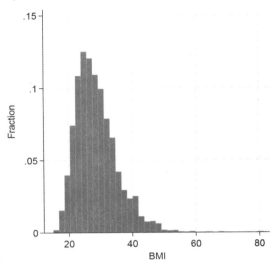

图 5-3　BMI 相对频数直方图(y轴使用分数)

(4)相对频数直方图(y轴使用百分数表示相对频数)(图 5-4)

. histogram bmi, percent

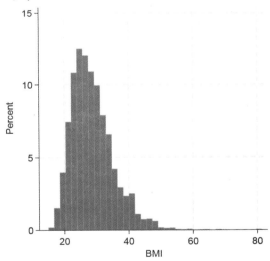

图 5-4　BMI 相对频数直方图(y轴使用百分数)

(5)频数直方图(图 5-5)

. histogram bmi, frequency

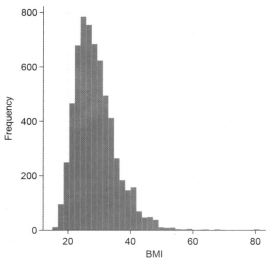

图 5-5　BMI 频数直方图

3. 分布的正态性检验

夏皮罗－威尔克(Shapiro-Wilk)检验是 1965 年由夏皮罗和威尔克发表的一种检验正态性的方法,这个检验的零假设是样本来自一个正态总体,因此,如果 P 值小于选择的显著度水平(通常为 0.05),应该拒绝零假设,样本不是来自一个正态分布总体;如果 P 值大于选择的显著度水平,没有证据拒绝零假设,说明样本来自一个正态分布总体。Stata 进行夏皮罗－威尔克(Shapiro-Wilk)检验,要求样本量为 4~2 000(4≤n≤2 000)。

从上述数据集中随机抽取 100 个样本,对变量 bmi 进行正态性检验。

```
. set seed 6
. sample 100,count
. swilk bmi
```

Shapiro-Wilk W test for normal data

Variable	Obs	W	V	z	Prob>z
bmi	100	0.98022	1.633	1.088	0.13839

P=0.13839>0.10,不能拒绝原假设,变量 bmi 服从正态分布。

4. 异常值

箱线图可以显示定量变量数据的最小值、最大值、上四分位数 Q_3、中位数、下四分位数 Q_1 和异常值。

```
. graph box bmi
```

图 5-6 中箱线图上方的实心圆点为异常值。

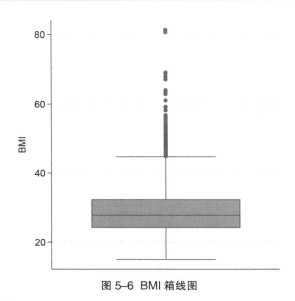

图 5-6 BMI 箱线图

二、两个定量变量

从数据集随机抽取 100 个样本，对 weight(体重)和 height(身高)进行分析。

1. 二元正态性检验

`. mvtest normality weight height`

Test for multivariate normality

Doornik-Hansen   chi2(4) =   5.495   Prob>chi2 = 0.2401

P=0.2401>0.10，不能拒绝原假设，变量 weight 和 height 服从二元正态分布。

2. 相关性

相关性是两个或多个变量以相关的方式共同变化所表现出的趋势。查看相关性最好的方式是将两个或多个变量间的关系以散点图的方式表现出来(图 5-7)。

```
. graph twoway (lfitci weight height) ///
> (scatter weight height),///
> xtitle(" 身高(cm)") ytitle(" 体重(kg)") legend(off)
```

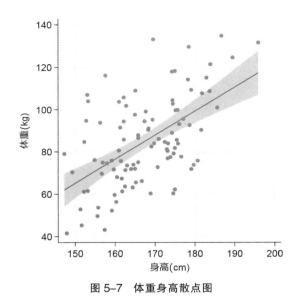

图 5-7 体重身高散点图

3. 相关系数

变量 weight 和 height 服从正态分布,可以使用皮尔逊相关系数。

```
. pwcorr weight height,sig star(.05)
```

	weight	height
weight	1.0000	
height	0.5530*	1.0000
	0.0000	

变量 weight 和 height 的皮尔逊相关系数 r=0.5530。

三、多个定量变量

多个定量变量以随机抽取 100 个样本中的 weight,height,bmi,bpsysave, totchol 为例。

1. 相关系数矩阵

```
. pwcorr weight height bpsysave totchol,sig star(.05)
```

	weight	height	bpsysave	totchol
weight	1.0000			
height	0.5530* 0.0000	1.0000		
bpsysave	0.2018* 0.0441	-0.0310 0.7592	1.0000	
totchol	0.0678 0.5030	-0.0156 0.8774	0.0003 0.9978	1.0000

＊表示相关系数在 5%水平上显著。

2. 散点图矩阵(图 5-8)

```
. graph matrix weight height bpsysave totchol,half
```

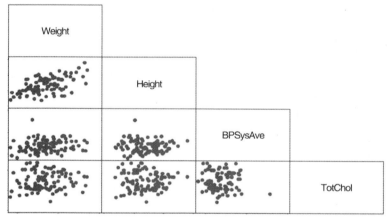

图 5-8 散点图矩阵

第三节　定性变量的探索性分析

一、单个定性变量

定性变量 agedecade 将调查人群的年龄分为 6 个年龄段:20~29、30~39、40~49、50~59、60~69、70+ 。

1. 单向表(频数表)

```
. table agedecade
```

	Frequency
AgeDecade	
20-29	1,207
30-39	1,212
40-49	1,308
50-59	1,190
60-69	835
70+	521
Total	6,273

```
. table () agedecade
```

	AgeDecade						
	20-29	30-39	40-49	50-59	60-69	70+	Total
Frequency	1,207	1,212	1,308	1,190	835	521	6,273

table agedecade 命令,agedecade 为行变量;table()agedecade 命令,agedecade 为列变量。

2. 单向表(相对频数表)

```
. table agedecade,stat(percent)
```

	Percent
AgeDecade	
20-29	19.24
30-39	19.32
40-49	20.85
50-59	18.97
60-69	13.31
70+	8.31
Total	100.00

3. 频数条形图(图 5-9)

频数条形图是用条柱的高(纵置)表示各类别(或组别)频数的多少,其宽度是固定的。

```
. graph bar (count), over(agedecade) ytitle(频数)
```

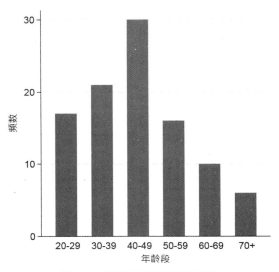

图 5-9　不同年龄段频数条形图

4. 相对频数条形图

. graph bar, over(agedecade) ytitle(相对频数(%))

相对频数条形图的形状和频数条形图完全一样，只是 y 轴刻度和标题有区别。相对频数条形图的 y 轴标题为"相对频数(%)"。

二、两个定性变量

单向频数表统计的是单个定性变量每个因子水平的观测次数。如果统计两个定性变量，例如：每个年龄段的男性和女性的人数，需要交叉频数表。

（一）双向表(频数表)

. tabulate agedecade gender

AgeDecade	Gender female	male	Total
20-29	601	606	1,207
30-39	610	602	1,212
40-49	631	677	1,308
50-59	560	630	1,190
60-69	424	411	835
70+	312	209	521
Total	3,138	3,135	6,273

第一个变量 agedecade 为行变量，统计不同年龄段的人群男性和女性的人数。

（二）双向表(频数和行百分比)

. tabulate agedecade gender,row

Key
frequency
row percentage

AgeDecade	Gender female	male	Total
20-29	601	606	1,207
	49.79	50.21	100.00
30-39	610	602	1,212
	50.33	49.67	100.00
40-49	631	677	1,308
	48.24	51.76	100.00
50-59	560	630	1,190
	47.06	52.94	100.00
60-69	424	411	835
	50.78	49.22	100.00
70+	312	209	521
	59.88	40.12	100.00
Total	3,138	3,135	6,273
	50.02	49.98	100.00

结果中,上面一行为频数,下面一行为该频数占行总数的百分比。

row,表示在频数的下面增加该频数占行总数的百分比;col,表示在频数的下面增加该频数占列总数的百分比;cell,表示在频数的下面增加该频数占全部样本总数的百分比。

可用的组合有 row,col,row col,row col cell。

(三)双向表(只显示行百分比)

. tabulate agedecade gender,row nofreq

AgeDecade	Gender female	male	Total
20-29	49.79	50.21	100.00
30-39	50.33	49.67	100.00
40-49	48.24	51.76	100.00
50-59	47.06	52.94	100.00
60-69	50.78	49.22	100.00
70+	59.88	40.12	100.00
Total	50.02	49.98	100.00

(四)(行)百分比堆积条形图

```
. graph bar, over(gender) over(agedecade) asyvars percentages stack
```

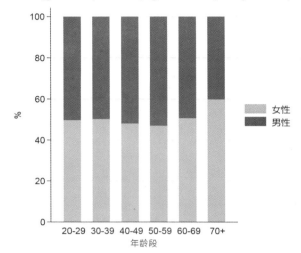

图 5-10　不同年龄段性别百分比堆积条形图

(五)变量相关性

1. 糖尿病与性别的相关性

(1)卡方检验

```
. tab gender diabetes,chi2
```

| | Diabetes | | |
Gender	No	Yes	Total
female	2,879	259	3,138
male	2,793	342	3,135
Total	5,672	601	6,273

Pearson chi2(1) = 12.7651   Pr = 0.000

$P<0.05$,2 组样本的率存在显著性差异。

(2)计算 2 组子样本的糖尿病发病率

```
. tabulate gender diabetes, nofreq row
```

| | Diabetes | | |
Gender	No	Yes	Total
female	91.75	8.25	100.00
male	89.09	10.91	100.00
Total	90.42	9.58	100.00

(3)(行)百分比堆积条形图(图 5-13)

```
. graph bar, over(diabetes) over(gender) ///

> asyvars percentages stack
```

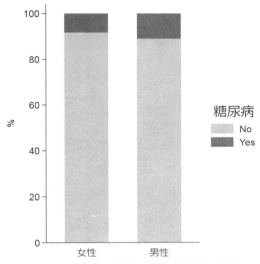

图 5-13 不同性别糖尿病百分比堆积条形图

2. 糖尿病与种族的相关性

(1)卡方检验

`. tab race1 diabetes,chi2`

Race1	Diabetes No	Yes	Total
Black	580	98	678
Hispanic	330	38	368
Mexican	483	57	540
Other	414	54	468
White	3,865	354	4,219
Total	5,672	601	6,273

Pearson chi2(4) =   28.3862   Pr = 0.000

$P<0.05$,样本的率存在显著性差异。

(2)计算 5 组子样本的糖尿病发病率

`. tabulate race1 diabetes, nofreq row`

Race1	Diabetes No	Yes	Total
Black	85.55	14.45	100.00
Hispanic	89.67	10.33	100.00
Mexican	89.44	10.56	100.00
Other	88.46	11.54	100.00
White	91.61	8.39	100.00
Total	90.42	9.58	100.00

(3)(行)百分比堆积条形图(图 5-14)

`.graph bar, over(diabetes) over(race1) asyvars percentages stack`

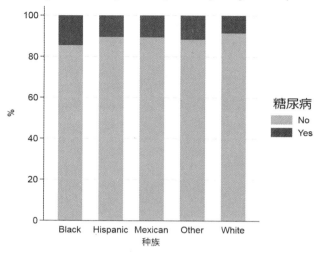

图 5-14　不同种族糖尿病百分比堆积条形图

3. 糖尿病与年龄的相关性

(1)卡方检验

`. tab agedecade diabetes,chi2`

	Diabetes		
AgeDecade	No	Yes	Total
20-29	1,195	12	1,207
30-39	1,172	40	1,212
40-49	1,217	91	1,308
50-59	1,036	154	1,190
60-69	650	185	835
70+	402	119	521
Total	5,672	601	6,273

Pearson chi2(5) = 441.9807　Pr = 0.000

$P<0.05$,样本的率存在显著性差异。

(2)计算 6 组子样本的糖尿病发病率

`. tabulate agedecade diabetes, nofreq row`

AgeDecade	Diabetes		Total
	No	Yes	
20-29	99.01	0.99	100.00
30-39	96.70	3.30	100.00
40-49	93.04	6.96	100.00
50-59	87.06	12.94	100.00
60-69	77.84	22.16	100.00
70+	77.16	22.84	100.00
Total	90.42	9.58	100.00

(3)(行)百分比堆积条形图(图 5-15)

```
. graph bar, over(diabetes) over(agedecade) ///
> asyvars percentages stack
```

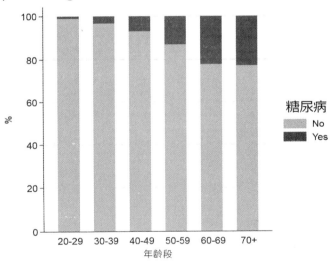

图 5-15　不同年龄段糖尿病百分比堆积条形图

4. 糖尿病与肥胖的相关性

(1)卡方检验

```
. tab obesity diabetes,chi2
```

obesity	Diabetes		Total
	No	Yes	
No	3,727	234	3,961
Yes	1,945	367	2,312
Total	5,672	601	6,273

Pearson chi2(1) = 167.3817　Pr = 0.000

$P<0.05$,样本的率存在显著性差异。

(2)计算 2 组子样本的糖尿病发病率

. tabulate obesity diabetes, nofreq row

obesity	Diabetes		
	No	Yes	Total
No	94.09	5.91	100.00
Yes	84.13	15.87	100.00
Total	90.42	9.58	100.00

(3)(行)百分比堆积条形图(图 5-16)

. graph bar, over(diabetes) over(obesity) ///
> asyvars percentages stack

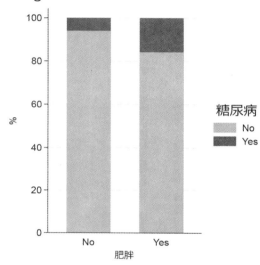

图 5-16 肥胖患者糖尿病百分比堆积条形图

5. 高血压与性别的相关性

(1)卡方检验

. tab gender hypertension,chi2

Gender	hypertension		
	No	Yes	Total
female	2,767	371	3,138
male	2,687	448	3,135
Total	5,454	819	6,273

Pearson chi2(1) = 8.4113 Pr = 0.004

$P<0.05$,样本的率存在显著性差异。

(2)计算 2 组子样本高血压的发病率

. tabulate gender hypertension, nofreq row

Gender	hypertension		
	No	Yes	Total
female	88.18	11.82	100.00
male	85.71	14.29	100.00
Total	86.94	13.06	100.00

(3)(行)百分比堆积条形图(图 5-17)

. graph bar, over(hypertension) over(gender) ///
> asyvars percentages stack

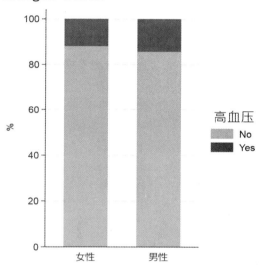

图 5-17 不同性别高血压百分比堆积条形图

6. 高血压与种族的相关性

(1)卡方检验

. tab race1 hypertension,chi2

Race1	hypertension		
	No	Yes	Total
Black	575	103	678
Hispanic	332	36	368
Mexican	482	58	540
Other	410	58	468
White	3,655	564	4,219
Total	5,454	819	6,273

Pearson chi2(4) = 9.2914   Pr = 0.054

$P>0.05$,样本的率不存在显著性差异。

(2)计算 5 组子样本的高血压发病率

```
. tabulate race1 hypertension, nofreq row
```

	hypertension		
Race1	No	Yes	Total
Black	84.81	15.19	100.00
Hispanic	90.22	9.78	100.00
Mexican	89.26	10.74	100.00
Other	87.61	12.39	100.00
White	86.63	13.37	100.00
Total	86.94	13.06	100.00

(3)(行)百分比堆积条形图(图 5-18)

```
. graph bar, over(hypertension) over(race1) ///
> asyvars percentages stack
```

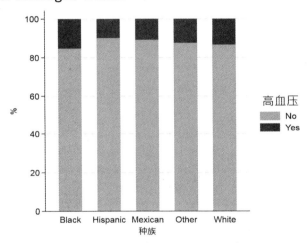

图 5-18　不同种族高血压百分比堆积条形图

7. 高血压与年龄的相关性

(1)卡方检验

```
. tab agedecade hypertension,chi2
```

	hypertension		
AgeDecade	No	Yes	Total
20-29	1,176	31	1,207
30-39	1,126	86	1,212
40-49	1,165	143	1,308
50-59	988	202	1,190
60-69	643	192	835
70+	356	165	521
Total	5,454	819	6,273

Pearson chi2(5) = 407.8527　Pr = 0.000

$P<0.05$,样本的率存在显著性差异。

(2)计算 6 组子样本的高血压发病率

`. tabulate agedecade hypertension, nofreq row`

AgeDecade	hypertension		
	No	Yes	Total
20-29	97.43	2.57	100.00
30-39	92.90	7.10	100.00
40-49	89.07	10.93	100.00
50-59	83.03	16.97	100.00
60-69	77.01	22.99	100.00
70+	68.33	31.67	100.00
Total	86.94	13.06	100.00

(3)(行)百分比堆积条形图(图 5-19)

`. graph bar, over(hypertension) over(agedecade) ///`

`> asyvars percentages stack`

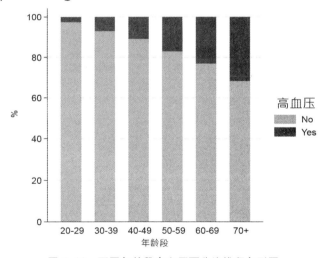

图 5-19 不同年龄段高血压百分比堆积条形图

8. 高血压与肥胖的相关性

(1)卡方检验

`. tab obesity hypertension,chi2`

obesity	hypertension		
	No	Yes	Total
No	3,497	464	3,961
Yes	1,957	355	2,312
Total	5,454	819	6,273

Pearson chi2(1) = 17.0444 Pr = 0.000

$P<0.05$,样本的率存在显著性差异。

(2)计算 2 组子样本的高血压发病率

. tabulate obesity hypertension, nofreq row

obesity	hypertension No	Yes	Total
No	88.29	11.71	100.00
Yes	84.65	15.35	100.00
Total	86.94	13.06	100.00

(3)(行)百分比堆积条形图(图 5-20)

. graph bar, over(hypertension) over(obesity) ///
> asyvars percentages stack

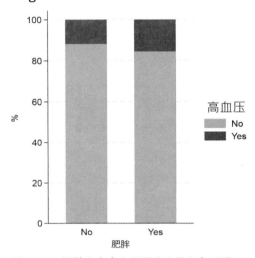

图 5-20　肥胖患者高血压百分比堆积条形图

9. 糖尿病与高血压的相关性

(1)卡方检验

. tab diabetes hypertension ,chi2

Diabetes	hypertension No	Yes	Total
No	4,996	676	5,672
Yes	458	143	601
Total	5,454	819	6,273

Pearson chi2(1) = 67.5133　Pr = 0.000

$P<0.05$,样本的率存在显著性差异。

(2)计算 2 组子样本的率

. tabulate diabetes hypertension, nofreq row

Diabetes	hypertension		Total
	No	Yes	
No	88.08	11.92	100.00
Yes	76.21	23.79	100.00
Total	86.94	13.06	100.00

(3)(行)百分比堆积条形图(图5-21)

. graph bar, over(hypertension) over(diabetes) ///

> asyvars percentages stack

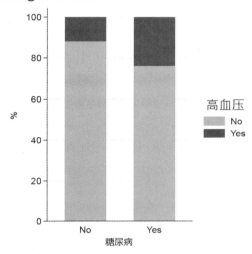

图5-21 糖尿病患者高血压百分比堆积条形图

三、多个定性变量

1. 年龄、性别与高血压

(1)分别计算不同性别的人群在不同年龄段的高血压发病率

. tabulate agedecade hypertension if gender=="male", nofreq row

AgeDecade	hypertension		Total
	No	Yes	
20-29	96.04	3.96	100.00
30-39	90.37	9.63	100.00
40-49	86.41	13.59	100.00
50-59	80.48	19.52	100.00
60-69	76.89	23.11	100.00
70+	73.21	26.79	100.00
Total	85.71	14.29	100.00

上述结果为不同年龄段男性的高血压发病率。

. tabulate agedecade hypertension if gender=="male", nofreq row

AgeDecade	hypertension		Total
	No	Yes	
20-29	98.84	1.16	100.00
30-39	95.41	4.59	100.00
40-49	91.92	8.08	100.00
50-59	85.89	14.11	100.00
60-69	77.12	22.88	100.00
70+	65.06	34.94	100.00
Total	88.18	11.82	100.00

上述结果为不同年龄段女性的高血压发病率。

(2)不同性别的人群高血压(行)百分比堆积条形图(图 5-22)

```
. graph hbar, over(hypertension) over(gender) ///
> over(agedecade) percentages stack
```

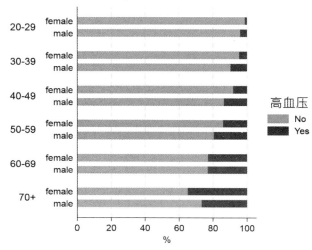

图 5-22　不同性别的人群高血压(行)百分比堆积条形图

2.年龄、性别与糖尿病

(1)分别计算不同性别的人群在不同年龄段的糖尿病发病率

```
. tabulate agedecade diabetes if gender=="male", nofreq row
```

AgeDecade	Diabetes		Total
	No	Yes	
20-29	98.68	1.32	100.00
30-39	97.01	2.99	100.00
40-49	91.88	8.12	100.00
50-59	84.29	15.71	100.00
60-69	75.18	24.82	100.00
70+	71.29	28.71	100.00
Total	89.09	10.91	100.00

上述结果为不同年龄段男性的糖尿病发病率。

. tabulate agedecade diabetes if gender=="female", nofreq row

AgeDecade	Diabetes No	Yes	Total
20-29	99.33	0.67	100.00
30-39	96.39	3.61	100.00
40-49	94.29	5.71	100.00
50-59	90.18	9.82	100.00
60-69	80.42	19.58	100.00
70+	81.09	18.91	100.00
Total	91.75	8.25	100.00

上述结果为不同年龄段女性的糖尿病发病率。

(2)不同性别的人群糖尿病(行)百分比堆积条形图(图5-23)

. graph hbar, over(diabetes) over(gender) ///
> over(agedecade) percentages stack

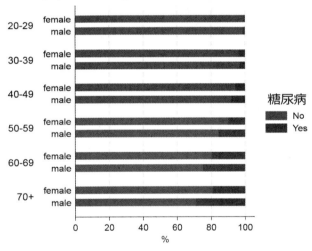

图5-23 不同性别的人群糖尿病(行)百分比堆积条形图

第四节 定性变量与定量变量的探索性数据分析

一、一个定性变量与一个定量变量

1. 肥胖与总胆固醇

(1)不同子样本总胆固醇平均值

. tab obesity, summarize(totchol) nofreq

| | Summary of TotChol | |
obesity	Mean	Std. dev.
No	5.1119768	1.0789434
Yes	5.0327984	1.0164

(2)不同子样本总胆固醇平均值条形图(图 5-24)

. graph bar (mean) totchol, over(obesity)

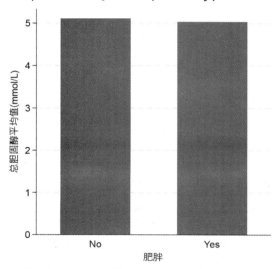

图5-24 不同子样本总胆固醇平均值条形图

(3)不同子样本总胆固醇箱线图(图 5-25)

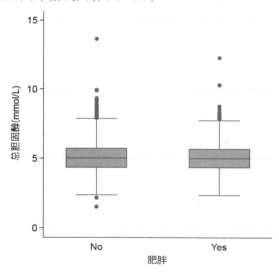

图 5-25 不同子样本总胆固醇箱线图

(4) t 检验

. ttest totchol, by(obesity)

Two-sample t test with equal variances

Group	Obs	Mean	Std. err.	Std. dev.	[95% conf. interval]	
No	3,961	5.111977	.0171434	1.078943	5.078366	5.145587
Yes	2,312	5.032798	.0211383	1.0164	4.991346	5.074251
Combined	6,273	5.082795	.0133447	1.056932	5.056634	5.108955
diff		.0791783	.0276464		.0249819	.1333748

```
     diff = mean(No) - mean(Yes)                            t =   2.8640
H0: diff = 0                               Degrees of freedom =     6271

   Ha: diff < 0                 Ha: diff != 0                 Ha: diff > 0
Pr(T < t) = 0.9979        Pr(|T| > |t|) = 0.0042        Pr(T > t) = 0.0021
```

双侧检验 P=0.004 2<0.05,拒绝原假设,子样本之间均值有显著性差异。

二、一个定性变量与两个定量变量

1. 男女体重身高分面散点图

. scatter weight height, by(gender, row(1))

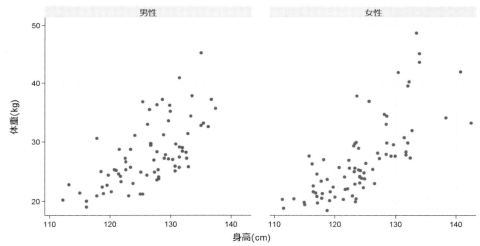

图 5–26　不同性别体重身高散点图

2. 不同性别体重身高相关系数

. pwcorr weight height if gender=="male", sig star(.05)

	weight	height
weight	1.0000	
height	0.2640	1.0000
	0.0998	

```
. pwcorr weight height if gender=="female", sig star(.05)
```

	weight	height
weight	1.0000	
height	0.3120*	1.0000
	0.0152	

第六章　假设检验

假设检验是指从对总体参数所做的一个假设开始,然后搜集样本数据,计算出样本统计量,进而运用这些数据测定假设的总体参数在多大程度上是可靠的,并做出承认还是拒绝该假设的判断。如果进行假设检验时总体的分布形式已知,需要对总体的未知参数进行假设检验,称其为参数假设检验;若对总体分布形式所知甚少,需要对未知分布函数的形式及其他特征进行假设检验,通常称为非参数假设检验。此外,根据研究者感兴趣的备择假设的内容不同,假设检验还可分为单侧检验(单尾检验)和双侧检验(双尾检验),而单侧检验又分为左侧检验和右侧检验。

假设检验的基本思想是反证法思想和小概率事件原理。反证法的思想是首先提出假设(由于未经检验是否成立,所以称为零假设、原假设或无效假设),然后用适当的统计方法确定假设成立的可能性大小,如果可能性小,则认为假设不成立,拒绝它;如果可能性大,还不能认为它不成立。

第一节　基本概念

1. 假设

假设是关于总体参数的陈述。

2. 零假设与备择假设

零假设是对总体参数做的一个尝试性为真的假设,记作 H_0。

备择假设是与原假设的内容完全对立的假设,记作 H_1,备择假设的符号形式必须使用以下符号之一:$<,>,\neq$。

3. 小概率事件

小概率事件通常指发生概率小于5%的事件,认为在一次试验中该事件是几乎不可能发生的。

小概率并不能说明不会发生,仅仅是发生的概率很小。统计推断中的假设检验是依据样本的数据信息对关于总体参数的某种假设进行判断,由于样本的信息与总体参数的真实情况不完全一致,无论我们做出拒绝或不拒绝原假设的结论,都有可能犯错误。

4. 第一类错误和第二类错误

第一类错误:当 H_0 为真时,拒绝 H_0,错误概率为 α;

第二类错误:当 H_0 为假时,不拒绝 H_0,错误概率为 β。

对于给定的显著性水平 α，增大样本容量将会减少发生第二类错误的概率 β。

5. 显著性水平

小概率事件发生的概率一般称为"显著性水平"或"检验水平"，用 α 表示，在进行统计分析时要事先规定。

它是当原假设为真时，冒着拒绝零假设的风险。没有适用于所有测试的显著性水平。常用的 α 取值为 0.05 和 0.01，一般假设检验默认 $\alpha=0.05$。必须在制定一个显著性水平之前决定决策规则和收集样本数据。

如果犯第一类错误的成本很高，则选择小的 α 值；如果犯第一类错误的成本不高，则通常选择较大的 α 值。

如果 $P \leqslant \alpha$，拒绝 H_0，否则，不能拒绝 H_0。

6. 假设检验步骤

①建立零假设（H_0）和备择假设（H_1）；

②选择显著性水平；

③选择适当的检验统计量；

④根据上述步骤 1、2 和 3 制定决策规则；

⑤根据样本信息做出关于零假设的决定，拒绝零假设或者不能拒绝原假设。

7. 拒绝域

确定拒绝域位置的一种方法是查看备择假设中的符号。在单尾检验中，拒绝域在一侧尾巴上。备择假设中的符号指向左边，拒绝域在左尾。备择假设中的符号指向右边，拒绝域在右尾。如果备择假设中出现符号 $\neq$，双尾检验的拒绝域在两侧。

第二节　t 检验

一、中心极限定理

从均值为 μ、方差为 σ^2 的一个任意总体中抽取容量为 n 的样本，当 n 充分大时，样本均值的抽样分布近似服从均值为 μ、方差为 σ^2/n 的正态分布。样本容量越大，样本均值的抽样分布近似于正态分布的程度越高。

总体服从正态分布，样本均值的抽样分布服从正态分布。从总体中抽取容量为 n 的简单随机样本，当样本容量 $n \geqslant 30$ 时，样本均值的抽样分布服从正态分布。

统计学中的 $n \geqslant 30$ 为大样本，$n < 30$ 为小样本只是一种经验说法，对 n 具体的要求需要依据总体接近正态分布的程度来确定，总体偏离正态分布越远，对样本量 n 的要求就越大。

严重偏态的总体，当样本容量 $n \geqslant 50$ 时，均值的抽样分布可以用正态分布描述。中心极限定理演示见图 6-1。

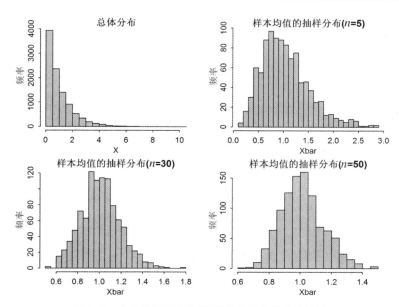

图 6-1 中心极限定理演示(从偏态分布总体中抽样)

二、t 分布

t 检验的统计量服从 t 分布。在概率论和统计学中,t 分布又称 STUDENT'S t 分布,它是 t 检验的基础。

t 分布的推导由英国人威廉·戈塞特 (Willam S. Gosset) 以 "学生" 为笔名发表于 1908 年,当时他在爱尔兰都柏林的吉尼斯(Guinness)啤酒酿酒厂工作。之后 t 检验以及相关理论经由罗纳德·费雪(Sir Ronald Aylmer Fisher)发扬光大,为了感谢戈塞特的功劳,费雪将此分布命名为学生 t 分布。

假设 X 服从标准正态分布 $N(0,1)$,Y 服从卡方 (n) 分布,那么 $Z = X/\mathrm{sqrt}(Y/n)$ 的分布称为自由度为 n 的 t 分布,记为 $Z \sim t(n)$。

t 分布的概率密度曲线以 0 为中心,呈钟形且左右对称,比标准正态分布更平坦。

t 分布是一簇曲线,其形态变化与自由度大小有关。自由度越小,t 分布曲线越低平;自由度越大,t 分布曲线越接近标准正态分布曲线。当自由度趋近无穷大时,t 分布曲线趋近于标准正态分布曲线。不同自由度下的 t 分布概率密度曲线见图 6-2。

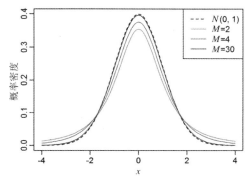

图 6-2 不同自由度下的 t 分布概率密度曲线

三、*t* 检验的适用条件

t 检验的适用性取决于抽样总体的分布和样本量。当抽样总体服从正态分布时，任何样本量使用 *t* 检验都可以得到准确的结果。当抽样总体不服从正态分布时，*t* 检验的结果是近似的。在大多数情况下，对于足够大的样本量($n>30$)，违反正态性假设不会导致重大问题（根据中心极限定理）。这意味着我们可以忽略数据的分布并使用参数测试。

如果总体高度偏斜或包含异常值，建议样本大小接近 50。

如果 $n < 30$，在违背正态性假设的情况下，建议采用非参数检验，如 Wilcoxon 秩检验或 Wilcoxon 秩和检验。

四、*t* 检验拒绝域

当 *t* 检验统计量 *t* 取某区域 C 中的值时，拒绝原假设 H_0，则称区域 C 为 H_0 关于统计量 *t* 的拒绝域，拒绝域的边界点称为临界点（或临界值）。当检验统计量 *t* 取某区域 C 中的值时，无法拒绝原假设 H_0，则称区域 C 为 H_0 关于统计量 *t* 的接受域。

拒绝域的位置取决于单侧检验还是双侧检验。双侧检验的拒绝域在抽样分布的两侧。单侧检验中，如果备择假设具有符号"<"，拒绝域位于抽样分布的左侧；如果备择假设具有符号">"，拒绝域位于抽样分布的右侧。

t 检验中拒绝域的大小与事先选定的显著性水平 α 有一定关系（图 6-3~ 图 6-5）。在确定了显著性水平 α 之后，就可以根据 α 值的大小确定出拒绝域的边界值。如果检验统计量的数值落在了拒绝域内，就拒绝原假设，否则就不能拒绝原假设。

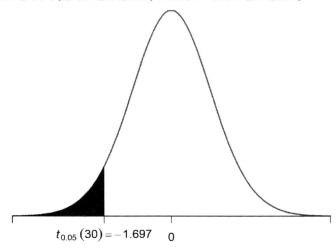

$t_{0.05}(30) = -1.697$ 0

图 6-3　下侧 *t* 检验拒绝域（$\alpha = 0.05, df = 30$）

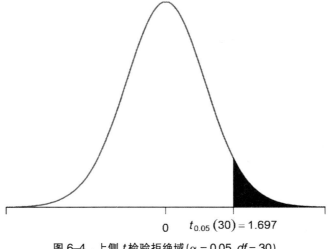

图 6-4　上侧 t 检验拒绝域 $(\alpha = 0.05, df = 30)$

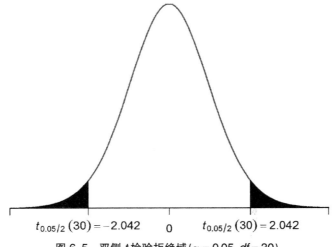

图 6-5　双侧 t 检验拒绝域 $(\alpha = 0.05, df = 30)$

五、单样本 t 检验

单样本 t 检验适用于样本均数 $\overline{X}$ 与已知总体均数 μ_0 的比较,比较的目的是检验样本均数 $\overline{X}$ 所代表的总体均数 μ 与已知总体均数 μ_0(常为理论值或标准值)有无差别。

1. 单样本 t 检验的应用条件

①观测变量为连续变量;

②观测值相互独立;

③观测变量不存在极端异常值;

④总体均值已知,样本量 $n < 30$ 时,总体服从正态分布;样本量 $n \geqslant 30$ 时,总体分布不做要求。

2. 单样本 t 检验摘要

表 6-1 单样本 t 检验摘要

检验形式	双尾检验	单尾检验	
		下(左)尾检验	上(右)尾检验
原假设与 备择假设	$H_0:\mu=\mu_0$ $H_1:\mu\neq\mu_0$	$H_0:\mu\geqslant\mu_0$ $H_1:\mu<\mu_0$	$H_0:\mu\leqslant\mu_0$ $H_1:\mu>\mu_0$
检验 统计量	$t=\dfrac{\overline{X}-\mu_0}{s/\sqrt{n}}$		
临界值法	$t\geqslant t_{\alpha/2}$ 或 $t\leqslant-t_{\alpha/2}$ 拒绝 H_0	$t\leqslant-t_\alpha$ 拒绝 H_0	$t\geqslant t_\alpha$ 拒绝 H_0
p 值法	$p\leqslant\alpha$ 拒绝 H_0	$p\leqslant\alpha$ 拒绝 H_0	$p\leqslant\alpha$ 拒绝 H_0

3. 单样本 t 检验

2017—2018 年全国健康和营养检查调查中测量了 74 名 7 岁男孩的身高，判断研究对象的身高均值与已知身高均值 130cm 之间是否有统计学差异。

(1)调用数据并对变量 bmxht 进行描述统计

```
.use "C: NHANES.dta", clear
.keep riagendr ridageyr bmxht
.keep if ridageyr == 7 & riagendr==1
.summarize bmxht
```

Shapiro-Wilk W test for normal data

Variable	Obs	W	V	z	Prob>z
bmxht	74	0.98116	1.213	0.421	0.33680

变量 bmxht(身高)的描述性结果显示,74 名男孩身高的平均值为 126.37cm,标准差为 5.90,最小值 112.2cm,最大值 137.4cm。

(2)绘制变量 bmxht 的箱线图

```
.graph box  bmxht
```

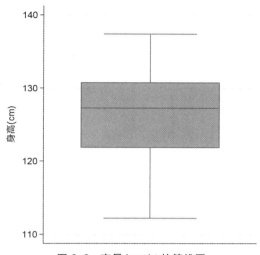

图 6-6 变量 bmxht 的箱线图

箱线图是识别异常值的一种流行且简单的方法。箱体上下边线分别表示观察变量的上四分位数和下四分位数,箱体长度即箱距为四分位距。箱体最上方和最下方的横线分别表示正常范围内的最大值(上四分位数 + 1.5 倍四分位距)和最小值(下四分位数 -1.5 倍四分位距)。

高于 $Q_3 + 1.5$ IQR 或低于 $Q_1 - 1.5$ IQR 的值被视为异常值。

图 6-6 中未发现异常值。

(3)正态性检验(Shapiro-Wilk 检验)

夏皮罗－威尔克(Shapiro-Wilk)检验(W 检验),是 1965 年由夏皮罗和威尔克发表的一种检验正态性的方法,这个检验的零假设是样本来自一个正态总体。因此,如果 p 值小于选择的显著度水平(α 值通常为 0.05),应该拒绝零假设,样本不是来自一个正态分布总体;如果 p 值比选择的显著度水平大,没有证据拒绝零假设,样本来自一个正态分布总体。如果数据量为 4~2 000,倾向于看夏皮罗－威尔克(Shapiro-Wilk)检验的结果。

```
. swilk bmxht
```

Shapiro-Wilk W test for normal data

Variable	Obs	W	V	z	Prob>z
bmxht	74	0.98116	1.213	0.421	0.33680

Shapiro－Wilk W 检验结果显示 $p = 0.33680 > 0.1$,数据服从正态分布.

(4)单样本 t 检验

```
.ttest bmxht == 130
```

两独立样本均值的 Welch T 检验摘要见表 6-3。

One-sample t test

Variable	Obs	Mean	Std. err.	Std. dev.	[95% conf. interval]
bmxht	74	126.3703	.68611	5.902141	125.0029 127.7377

```
                  mean = mean(bmxht)                                      t =  -5.2903
H0: mean = 130                                     Degrees of freedom =        73

     Ha: mean < 130                 Ha: mean != 130                  Ha: mean > 130
   Pr(T < t) = 0.0000           Pr(|T| > |t|) = 0.0000            Pr(T > t) = 1.0000
```

结果显示，研究人群的身高 126.37±5.90 cm 与已知均值 130 cm 的差异具有统计学意义（$t = -5.2903$，$P<0.001$）。

六、两独立样本 t 检验

两独立样本 t 检验用于检验两组非相关样本的总体均值之间是否存在显著差异。样本容量可以相等，也可以不等。

1. 两独立样本 t 检验需要满足的条件

(1)观察变量为连续变量。

(2)观察变量相互独立。

(3)观察变量可分为 2 组。

(4)观察变量不存在显著的异常值。

(5)各组观察变量为正态（或近似正态）分布。

(6)两组观察变量的方差相等。

表 6-2　两独立样本 t 检验摘要

检验形式	双尾检验	单尾检验	
		下（左）尾检验	上（右）尾检验
原假设与 备择假设	$H_0:\mu_1=\mu_2$ $H_1:\mu_1\neq\mu_2$	$H_0:\mu_1\geqslant\mu_2$ $H_1:\mu_1<\mu_2$	$H_0:\mu_1\leqslant\mu_2$ $H_1:\mu_1>\mu_2$
检验 统计量	$t=\dfrac{\overline{X}_1-\overline{X}_2}{\sqrt{s_p^2\left(\dfrac{1}{n_1}+\dfrac{1}{n_2}\right)}}$，其中合并样本标准差 $s_p^2=\dfrac{(n_1-1)s_1^2+(n_2-1)s_2^2}{n_1+n_2-2}$		
临界值法	$t\geqslant t_{\alpha/2}$ 或 $t\leqslant-t_{\alpha/2}$ 拒绝 H_0	$t\leqslant-t_\alpha$ 拒绝 H_0	$t\geqslant t_\alpha$ 拒绝 H_0
p 值法	$p\leqslant\alpha$ 拒绝 H_0	$p\leqslant\alpha$ 拒绝 H_0	$p\leqslant\alpha$ 拒绝 H_0

检验水准一般取 $\alpha = 0.05$。

* 表达式中的等号部分（=、≤、≥）总是出现在原假设中。

表 6-3　两独立样本均值的 Welch T 检验(总体标准差未知且不相等)摘要

检验形式	双尾检验	单尾检验	
		下(左)尾检验	上(右)尾检验
原假设与 备择假设	$H_0:\mu_1=\mu_2$ $H_1:\mu_1\neq\mu_2$	$H_0:\mu_1\geqslant\mu_2$ $H_1:\mu_1<\mu_2$	$H_0:\mu_1\leqslant\mu_2$ $H_1:\mu_1>\mu_2$
检验 统计量	$t=\dfrac{\overline{X}_1-\overline{X}_2}{\sqrt{\dfrac{S_1}{n_1}+\dfrac{S_2}{n_2}}}$		
临界值法	$t\geqslant t_{\alpha/2}$ 或 $t\leqslant-t_{\alpha/2}$ 拒绝 H_0	$t\leqslant-t_\alpha$ 拒绝 H_0	$t\geqslant t_\alpha$ 拒绝 H_0
p 值法	$p\leqslant\alpha$ 拒绝 H_0	$p\leqslant\alpha$ 拒绝 H_0	$p\leqslant\alpha$ 拒绝 H_0

检验水准一般取 $\alpha=0.05$。

*表达式中的等号部分(=、≤、≥)总是出现在原假设中。

$$自由度\ df=\frac{[(s_1^2/n_1)+(s_2^2/n_2)]^2}{\dfrac{(s_1^2/n_1)^2}{n_1-1}+\dfrac{(s_2^2/n_2)^2}{n_2-1}}$$

2. 方差齐性检验

(1)F 检验

F 检验由英国统计学家兼生物学家罗纳德·费雪 (Ronald Aylmer Fisher) 发明于 1920 年。

F 检验要求样本来自两个独立的、服从正态分布的总体。通过比较两组数据的方差,以评估两个总体的方差(数值间变异程度)是否相等。

样本标准偏差平方公式:

$$S^2=\frac{1}{n-1}\sum(X-\overline{X})^2$$

$$F=\frac{S_1^2}{S_2^2}$$

(2)Bartlett 检验

如果数据服从正态分布,Bartlett 检验方法检验两组以上数据的方差齐性是最为适用的。对于正态分布的数据,这种检验极为灵敏。

(3)Levene 检验

如果样本数据不能满足正态性要求,更好的选择是使用 Levene 检验,它对偏离正态性的假设这点不太敏感。相较于 Bartlett 检验,Levene 检验更为稳健。

对于上述所有的检验,原假设都为"变量的总体方差全部相同";备择假设则为"至少有两个变量的总体方差不同"。$P>0.05$ 时为方差齐性。

实际应用中,要先对连续变量做正态性检验,根据检验结果选择相应的方差齐性检验方法。方差齐性检验时 α 通常设定为 0.10。

3. 两独立样本 t 检验

2017—2018 年全国健康和营养检查调查中测量了 74 名 7 岁男孩和 79 名 7 岁女孩的身高,判断男孩和女孩身高之间是否有统计学差异。

(1)调用数据并对变量 bmxht 进行分组描述统计

```
. use "C: NHANES.dta", clear
. keep riagendr ridageyr bmxht
. keep if ridageyr == 7
. summarize bmxht if riagendr==1
```

Variable	Obs	Mean	Std. dev.	Min	Max
bmxht	74	126.3703	5.902141	112.2	137.4

```
. summarize bmxht if riagendr==2
```

Variable	Obs	Mean	Std. dev.	Min	Max
bmxht	79	124.1937	6.465378	111.3	142.5

(2)绘制变量 bmxht 的分组箱线图

```
. graph box bmxht,over(riagendr)
```

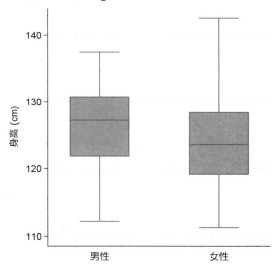

图 6-7　变量 bmxht 的分组箱线图

图 6-7 提示未有异常值。

(3)正态性检验

使用 Shapiro-Wilk 检验分别考察每组数据的正态性。

```
. swilk bmxht if  riagendr==1
```
```
          Shapiro-Wilk W test for normal data
```

Variable	Obs	W	V	z	Prob>z
bmxht	74	0.98116	1.213	0.421	0.33680

```
. swilk bmxht if  riagendr==2
                Shapiro-Wilk W test for normal data
```

Variable	Obs	W	V	z	Prob>z
bmxht	79	0.97911	1.419	0.767	0.22168

Shapiro-Wilk 正态性检验结果显示,男孩身高数据正态性检验的 $P = 0.336\,8$,女孩身高数据正态性检验的 $P = 0.221\,68$,两组数据均服从正态分布。

(4)方差齐性检验

```
. robvar bmxht, by(riagendr)
```

	Summary of Standing Height (cm)		
Gender	Mean	Std. dev.	Freq.
Male	126.37027	5.902141	74
Female	124.19367	6.465378	79
Total	125.24641	6.2746779	153

```
W0  =  0.06531939   df(1, 151)     Pr > F = 0.79862561
```

W0 是 levene 方差齐性检验, $F=0.065\,319\,39$,$P=0.798\,625\,61>0.1$,两组数据方差齐。

(5)使用 Stata 实现两独立样本 t 检验

```
. ttest bmxht, by(riagendr)
Two-sample t test with equal variances
```

Group	Obs	Mean	Std. err.	Std. dev.	[95% conf. interval]	
Male	74	126.3703	.68611	5.902141	125.0029	127.7377
Female	79	124.1937	.7274119	6.465378	122.7455	125.6418
Combined	153	125.2464	.5072776	6.274678	124.2442	126.2486
diff		2.176599	1.002932		.1950079	4.158191

```
    diff = mean(Male) - mean(Female)                        t =    2.1702
H0: diff = 0                                Degrees of freedom =       151

    Ha: diff < 0              Ha: diff != 0               Ha: diff > 0
 Pr(T < t) = 0.9842      Pr(|T| > |t|) = 0.0316       Pr(T > t) = 0.0158
```

结果表明,男孩和女孩身高差异有统计学意义($t = 2.170\,2$,$P < 0.05$)。

如果方差不齐,ttest 命令使用选项"unequal":

```
.ttest bmxht, by(riagendr) unequal
```

Two-sample t test with unequal variances

Group	Obs	Mean	Std. err.	Std. dev.	[95% conf. interval]	
Male	74	126.3703	.68611	5.902141	125.0029	127.7377
Female	79	124.1937	.7274119	6.465378	122.7455	125.6418
Combined	153	125.2464	.5072776	6.274678	124.2442	126.2486
diff		2.176599	.9999374		.2009139	4.152285

diff = mean(Male) - mean(Female)   t = 2.1767
H0: diff = 0   Satterthwaite's degrees of freedom = 150.903

Ha: diff < 0	Ha: diff != 0	Ha: diff > 0
Pr(T < t) = 0.9845	Pr(|T| > |t|) = 0.0311	Pr(T > t) = 0.0155

七、配对样本 t 检验

配对样本是指不同的均值来自具有配对关系的不同样本，此时样本之间具有相关关系，两个样本值之间的配对一一对应，且具有相同的容量，配对观测值之差服从正态分布。

配对样本 t 检验，用于检验有一定相关关系的两个样本之间的差异情况。判断差值的总体均数与 0 相比是否有显著性差异。常见的使用场景有：同一对象处理前后的对比和同一对象采用两种方法检验的结果的对比。

1. 配对样本 t 检验需要满足的条件

①观察变量为连续变量；

②观察变量为配对设计；

③观察变量分为 2 组；

④观察变量不存在显著的异常值；

⑤两个配对组别间观察变量的差值服从正态（或近似正态）分布。

配对样本 t 检验摘要见表 6-4。

表 6-4　配对样本 t 检验摘要

检验形式	双尾检验	单尾检验	
		下（左）尾检验	上（右）尾检验
原假设与备择假设	$H_0:\mu_d=0$ $H_1:\mu_d\neq0$	$H_0:\mu_d\geq0$ $H_1:\mu_d<0$	$H_0:\mu_d\leq0$ $H_1:\mu_d>0$
检验统计量	$t=\dfrac{\bar{d}}{s_d/\sqrt{n}}$，其中 $s_d=\sqrt{\dfrac{\sum(d-\bar{d})^2}{n-1}}$		
临界值法	$t\geq t_{\alpha/2}$ 或 $t\leq-t_{\alpha/2}$ 拒绝 H_0	$t\leq-t_\alpha$ 拒绝 H_0	$t\geq t_\alpha$ 拒绝 H_0
p 值法	$p\leq\alpha$ 拒绝 H_0	$p\leq\alpha$ 拒绝 H_0	$p\leq\alpha$ 拒绝 H_0

检验水准一般取 $\alpha=0.05$。

＊表达式中的等号部分（=、≤、≥）总是出现在原假设中。

2. 配对样本 t 检验

研究克矽平对矽肺患者血红蛋白的含量有无影响, 需要比较治疗前和治疗后血红蛋白含量的差异是否有统计学意义。采用自身前后对照设计, 测量 10 名患者治疗前和治疗后的血红蛋白含量。

表 6-5　治疗前和治疗后的血红蛋白含量(g/L)

before	after
12.1	14
14.7	14.2
12.7	13.2
14.2	12.7
11.2	12.4
13.5	13.3
15	15.5
14.9	14.4
12.6	12.5
13.1	13.4

(1)绘制箱线图

```
. import delimited "C:at.csv", clear
. graph box before after
```

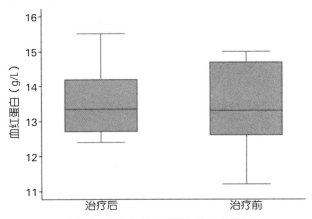

图 6-8　治疗前后血红蛋白含量箱线图

(2)正态性检验

. gen d=before-after

. swilk d

Shapiro-Wilk W test for normal data

Variable	Obs	W	V	z	Prob>z
d	10	0.97930	0.319	-1.766	0.96132

两组观察变量差值的 Shapiro-Wilk 正态性检验结果 $P = 0.96132 > 0.1$,提示两组数据差值服从正态分布。

(3)配对样本 t 检验

. ttest before==after

Paired t test

Variable	Obs	Mean	Std. err.	Std. dev.	[95% conf. interval]	
before	10	13.4	.4068852	1.286684	12.47956	14.32044
after	10	13.56	.3073905	.972054	12.86463	14.25537
diff	10	-.1599998	.3015515	.9535896	-.8421568	.5221571

```
     mean(diff) = mean(before - after)                    t =  -0.5306
H0: mean(diff) = 0                        Degrees of freedom =         9

Ha: mean(diff) < 0          Ha: mean(diff) != 0          Ha: mean(diff) > 0
Pr(T < t) = 0.3043       Pr(|T| > |t|) = 0.6085        Pr(T > t) = 0.6957
```

结果表明,治疗前、治疗后的血红蛋白含量没有显著差异,$t = -0.531, P = 0.6085$。

第三节　Wilcoxon 检验

一、单样本 Wilcoxon 符号秩检验

"秩"是排名的意思,就是全部观察值按某种顺序排列的位序(通常是由小到大的顺序)。

单样本 Wilcoxon 符号秩检验的目的是比较研究样本的水平是否与已知的总体中位数有差异,属于单样本设计的假设检验范畴。对于计量资料,若不满足正态分布或数据分布情况未知时,选用秩转换的非参数检验更为恰当。

单样本 Wilcoxon 符号秩检验使用上述单样本 t 检验的数据(仅演示假设检验过程)。

```
. use "C: NHANES.dta", clear
. keep riagendr ridageyr bmxht
. keep if ridageyr == 7
. signtest bmxht=130
Sign test
```

Sign	Observed	Expected
Positive	22	37
Negative	52	37
Zero	0	0
All	74	74

```
One-sided tests:
  H0: median of bmxht - 130 = 0 vs.
  Ha: median of bmxht - 130 > 0
      Pr(#positive >= 22) =
        Binomial(n = 74, x >= 22, p = 0.5) = 0.9999

  H0: median of bmxht - 130 = 0 vs.
  Ha: median of bmxht - 130 < 0
      Pr(#negative >= 52) =
        Binomial(n = 74, x >= 52, p = 0.5) = 0.0003

Two-sided test:
  H0: median of bmxht - 130 = 0 vs.
  Ha: median of bmxht - 130 != 0
      Pr(#positive >= 52 or #negative >= 52) =
        min(1, 2*Binomial(n = 74, x >= 52, p = 0.5)) = 0.0006
```

单样本 Wilcoxon 符号秩检验提供了单侧和双侧检验结果。由 Wilcoxon 符号秩检验双侧检验结果可知,差异有统计学意义($P<0.05$)。

二、两独立样本 Wilcoxon 秩和检验

1. 应用条件

①数据中有一个因变量,且因变量为连续变量或等级变量;

②数据中有一个自变量,且自变量为二分类的独立变量;

③观察值之间相互独立,即自变量的两个分组中的研究个体不能相关。

2. 原理

样本 A 有 $n_1=10$ 个观测值, 样本 B 有 $n_2=12$ 个观测值。将两个样本数据合并在一起,并按照升序排列观察结果,统一编秩。

表 6-6　样本编秩

A	（秩）	B	（秩）
10	（10）	13	（17.5）
6	（2）	17	（22）
8	（4.5）	14	（19）
10	（10）	12	（15.5）
12	（15.5）	10	（10）
13	（17.5）	9	（7）
11	（13）	15	（20）
9	（7）	16	（21）
5	（1）	11	（13）
11	（13）	8	（4.5）
		9	（7）
		7	（3）
秩和 R_1=93.5		秩和 R_2=159.5	

如果零假设为真，则 Mann-Whitney U 检验统计量 U 的平均值和方差分别为：

$$\mu_U = \frac{n_1 n_2}{2}$$

$$\sigma_U^2 = \frac{n_1 n_2 (n_1 + n_2 + 1)}{12}$$

统计量 U 服从二项分布。随着样本观测数量的增加，统计量 U 渐近服从正态分布。当每个样本包含至少 10 个观察值的时候，标准检验统计量

$$Z = \frac{U - \mu_U}{\sigma_U}$$

$$\mu_U = \frac{n_1 n_2}{2} = \frac{10 \times 12}{2} = 60$$

$$\sigma_U^2 = \frac{n_1 n_2 (n_1 + n_2 + 1)}{12} = \frac{10 \times 12 \times 23}{12} = 230$$

$$U = n_1 n_2 + \frac{n_1 (n_1 + 1)}{2} - R_1 = 10 \times 12 + \frac{10 \times (10 + 1)}{2} - 93.5 = 81.5$$

$$Z = \frac{U - \mu_U}{\sigma_U} = \frac{81.5 - 60}{\sqrt{230}} = 1.42$$

$p\text{-value} = 0.1556$

表 6-6 中的秩和 R_1 即 Wilcoxon 检验统计量 W。在 $\alpha = 0.05$ 显著性水平下，结果不足以拒绝原假设。如果在正态近似中使用连续性校正因子，p 值将略高于 0.1556。

上述结果将 A 组的样本量定义为 n_1，如果将 B 组的样本量定义为 n_1，B 组的秩和也

需要定义为 R_1。这样计算出的检验统计量 U 虽然不同,但 P 值相等。

如果 $n_1=12$,则 $R_1=159.5$,$U=38.5$,$Z=-1.42$,P 值仍为 0.1556。

无论两个总体分布的形状有无差别, 秩和检验的目的是推断两个总体分布的位置是否有差别。

两样本比较的秩和检验的基本思想:如果待比较的两样本(样本含量分别为 n_1 及 n_2)来自位置相同的两个总体(即 H_0 成立),则含量为 n_1 的样本之实际秩和 T 与其理论秩和 $n_1(N+1)/2$ 之差 $[T-n_1(N+1)/2]$ 系抽样误差所致,此差值一般不会很大,差值越大的概率越小。若从现有样本中算得的 T 与其理论秩和相差很大,则说明从 H_0 规定的总体中随机抽得现有样本及更极端样本的概率 P 很小,如小于等于检验水准 α,则可拒绝 H_0。

两独立样本 Wilcoxon 秩和检验使用上述独立样本 t 检验的数据, 仅演示假设检验过程。

```
. ranksum bmxht, by(riagendr)

    riagendr |     Obs    Rank sum    Expected
-------------+---------------------------------
        Male |      74      6333.5        5698
      Female |      79      5447.5        6083
-------------+---------------------------------
    Combined |     153       11781       11781


Unadjusted variance      75023.67
Adjustment for ties        -10.43
                       ----------
Adjusted variance        75013.23

H0: bmxht(riagendr==Male) = bmxht(riagendr==Female)
         z =   2.320
Prob > |z| = 0.0203
Exact prob = 0.0201
```

结果表明,男孩和女孩身高差异有统计学意义($P<0.05$)。

三、配对样本 Wilcoxon 符号秩检验

配对样本 Wilcoxon 符号秩检验, 目的是推断配对样本差值的总体中位数是否和 0 有差别,即推断配对的两个相关样本所来自的两个总体中位数是否有差别。

1. 原理

计算配对样本观测值之差,剔除差值为 0 的样本,计算剩余配对样本观测值之差的绝对值, 将差的绝对值由低到高进行排序。这些秩被分别赋予配对样本观测值之差的符号(表 6-7)。

表 6-7　配对样本 Wilcoxon 符号秩检验计算

A	B	Di	Absolute Di	Rank	R⁺	R⁻
10.2	9.5	0.7	0.7	8	8	
9.6	9.8	-0.2	0.2	2		-2
9.2	8.8	0.4	0.4	3.5	3.5	
10.6	10.1	0.5	0.5	5.5	5.5	
9.9	10.3	-0.4	0.4	3.5		-3.5
10.2	9.3	0.9	0.9	10	10	
10.6	10.5	0.1	0.1	1	1	
10.0	10.0	*	*			
11.2	10.6	0.6	0.6	7	7	
10.7	10.2	0.5	0.5	5.5	5.5	
10.6	9.8	0.8	0.8	9	9	
Total					49.5	-5.5

Wilcoxon 符号秩检验统计量 T 的抽样分布服从二项分布,其均值和标准差分别为

$$\mu_T = \frac{n(n+1)}{4}$$

$$\sigma_T = \sqrt{\frac{n(n+1)(2n+1)}{24}}$$

注 : n 为剔除差值为 0 的样本后剩余配对样本的数量。

$$\mu_T = \frac{10 \times (10+1)}{4} = 27.5$$

$$\sigma_T = \sqrt{\frac{10(10+1)(20+1)}{24}} = 9.8107$$

$$Z = \frac{T - \mu_T}{\sigma_T}$$

$$Z = \frac{49 - 27.5}{9.8107} = 2.19 (连续性校正后的 Z 值),$$

$$p = 0.03626187$$

使用 Wilcoxon 符号秩检验时,需要满足以下三个条件:

①观察变量是连续变量或有序分类变量;

②观察变量可分为 2 组;

③观察变量的数据结构为配对形式。

2. Wilcoxon 配对符号秩检验

Wilcoxon 配对符号秩检验用上述配对样本 t 检验的数据,仅演示假设检验过程。

```
. signrank before=after
```

```
         Sign │    Obs    Sum ranks    Expected
    ─────────────┼───────────────────────────────
     Positive │     5          23        27.5
     Negative │     5          32        27.5
         Zero │     0           0           0
    ─────────────┼───────────────────────────────
          All │    10          55          55
```

```
Unadjusted variance        96.25
Adjustment for ties        -1.25
Adjustment for zeros        0.00
                          ─────────
Adjusted variance          95.00

 H0: before = after
          z = -0.462
 Prob > |z| = 0.6443
 Exact prob = 0.6855
```

结果表明,治疗前、治疗后的血红蛋白含量没有显著差异($P = 0.685\ 5$)。

3. 测试匹配对 v1 和 v2 之间的差异中值是否为 0

. signtest before=after

. signtest before=after

Sign test

```
         Sign │  Observed    Expected
    ─────────────┼──────────────────────
     Positive │      5          5
     Negative │      5          5
         Zero │      0          0
    ─────────────┼──────────────────────
          All │     10         10
```

```
One-sided tests:
  H0: median of before - after = 0 vs.
  Ha: median of before - after > 0
     Pr(#positive >= 5) =
        Binomial(n = 10, x >= 5, p = 0.5) = 0.6230

  H0: median of before - after = 0 vs.
  Ha: median of before - after < 0
     Pr(#negative >= 5) =
        Binomial(n = 10, x >= 5, p = 0.5) = 0.6230

Two-sided test:
  H0: median of before - after = 0 vs.
  Ha: median of before - after != 0
     Pr(#positive >= 5 or #negative >= 5) =
        min(1, 2*Binomial(n = 10, x >= 5, p = 0.5)) = 1.0000
```

结果表明,治疗前、治疗后的血红蛋白含量之间的差异中值和 0 没有显著差异($P = 1$)。

第七章 方差分析

方差分析（analysis of variance,ANOVA）由英国统计学家罗纳德·费希尔(R.A. Fisher)于 1923 年提出，用来研究控制变量的不同水平是否对观测变量产生了显著影响，是两个或两个以上样本均数比较的假设检验。

第一节 单因素方差分析

单因素方差分析(One-way ANOVA)，又称完全随机设计的方差分析，将受试对象随机地分配到各个处理组，各组分别给予不同的处理，再比较各组均值之间的差别有无统计学意义，从而推断处理因素的效应。单因素方差分析，需要满足以下 6 个条件。

条件 1:观察变量为连续变量。

条件 2:观测值相互独立。

条件 3:观测值可分为多组(≥2)。

条件 4:观察变量不存在显著的异常值。

条件 5:各组观测值为正态(或近似正态)分布。

条件 6:多组观测值的整体方差相等。

假定实验或观察中只有一个因素(因子)A，A 有 k 个水平，分别记为 $A_1,A_2,\cdots,A_k$，在每一种水平下，做 n_i(第 j 个水平下的观测次数，每一种水平下的实验次数可以相等，也可以不等，每个水平的观测值个数如果相等，称为平衡设计；个数不等，称为非平衡设计)次实验，每次实验得到的实验数据记做 x_{ij}，表示在第 j 个实验水平下的第 i 个数据($i=1,2,\cdots,n$; $j=1,2,\cdots,k$)。

单因素方差分析离差平方和的分解：

$$SS_T = SS_A + SS_E$$

其中，SS_T 代表总离差平方和，SS_A 代表组间离差平方和，SS_E 代表组内离差平方和。

$$SS_T = \sum_{i=1}^{k} \sum_{j=1}^{n_i} (X_{ij} - \bar{X})^2$$

$$SS_A = \sum_{i=1}^{k} \sum_{j=1}^{n_i} (\bar{X}_i - \bar{X})^2$$

$$SS_E = \sum_{i=1}^{k} \sum_{j=1}^{n_i} (X_{ij} - \bar{X}_i)^2$$

其中,$\overline{X}$ 为样本观测值的总平均值;$\overline{Xi}$ 为水平均值(组均值)。

组内离差平方和反映了试验过程中各种随机因素所引起的试验误差;组间离差平方和反映了各组样本之间的差异程度,即由变异因素的水平不同所引起的系统误差;总离差平方和反映了全部观察值离散程度的总规模。

SS_E 与 SS_A 分别除以各自的自由度(组内 $df_E = n - k$,组间 $df_A = k - 1$,其中 n 为样本总数,k 为组数),得到 MS_E 和 MS_A。

$$F=MS_A/MS_E$$

如果 $MS_A/MS_E \approx 1$,各组均值间的差异没有统计学意义,控制变量没有给观测变量带来显著影响,各组均值间的差异是由随机变量因素引起的,即各组样本均来自同一总体。

如果 $MS_A \gg MS_E$(远远大于),各组均值间的差异有统计学意义,组间均方是由于误差与不同处理共同导致的结果,控制变量给观测变量带来了显著影响,即各样本来自不同总体。

一、单因素方差分析计算原理

单因素方差分析的自变量为分类变量,因变量为连续变量。表 7-1 为 A、B、C、D 四个实验室的评审得分,试分析每个实验室的平均得分是否存在显著性差异,使用 0.01 显著性水平。

表 7-1 四个实验室的评审得分

A	B	C	D
94	75	70	68
90	68	73	70
85	77	76	72
80	83	78	65
	88	80	74
		68	65
		65	

步骤 1:陈述原假设(无效假设)和备择假设。原假设是四个实验室的平均得分相同。

$H_0 : \mu_1 = \mu_2 = \mu_3 = \mu_4$

H_1:平均分数并非全部相等。

如果不拒绝零假设,这四个实验室的平均得分就没有显著性差异。如果零假设被拒绝,说明至少两个实验室的平均得分有显著性差异。

步骤 2:选择显著性水平。选择 0.01 显着性水平。

步骤 3:确定测试统计量。测试统计量服从 F 分布。

步骤 4:制定决策规则。

步骤 5:计算 F 统计量并做出决定。

本问题有 4 个实验室,样本观察总数为 22。

分子的自由度等于实验室个数(记为 k)减去 1，即 $k-1=4-1=3$。分母的自由度是样本观察总数(记为 n)减去 k，即 $n-k=22-4=18$。四个实验室的评审得分统计结果见表 7-2。组间、组内和总变异自由度见表 7-3。

表 7-2　四个实验室的评审得分统计结果

	A	B	C	D	合计
	94	75	70	68	
	90	68	73	70	
	85	77	76	72	
	80	83	78	65	
		88	80	74	
			68	65	
			65		
列总和	349	391	510	414	1 664
列观察数	4	5	7	6	22
列均值	87.25	78.20	72.86	69.00	75.64
列方差	36.92	58.70	30.14	13.60	

表 7-3　组间、组内和总变异自由度

变异来源	SS(离差平方和)	df(自由度)	MS(平均平方和)	F
组间	SSTR	$k-1$	MMTR	8.99
组内	SSE	$n-k$	MSE	
总变异	SST	$n-1$		

$$MSTR=\frac{SSTR}{k-1}$$

$$MSE=\frac{SSE}{n-1}$$

$$F=\frac{MSTR}{MSE}$$

总均值　$\bar{x}=\frac{1664}{22}=75.64$

(1)组间离差平方和 SSTR

$$SSTR=\sum_{j=1}^{k}n_j(\bar{x_j}-\bar{x})^2$$

$$=4(87.25-75.64)^2+5(78.20-75.64)^2+7(72.86-75.64)^2+6(69.00-75.64)^2$$

$$=890.572\,8$$

(2)组间平均平方和 MSTR

$$MSTR=\frac{SSTR}{k-1}=\frac{890.572\,8}{4-1}=296.86$$

(3)组内离差平方和 SSE

$$SSE=\sum_{j=1}^{k}(n_j-1)s_j^2=(4-1)36.92+(5-1)58.70+(7-1)30.14+(6-1)13.60=594.40$$

(4)组内平均平方和 MSE

$$MSE=\frac{SSE}{n-k}=\frac{594.40}{22-4}=33.02$$

$$F=\frac{MSTR}{MSE}=\frac{296.86}{33.02}=8.99$$

F 值为 8.99,大于临界值 5.09,拒绝原假设,接受备择假设,四个实验室的平均得分有显著性差异。方差分析见表 7-4。

表 7-4 方差分析表

变异来源	SS(离差平方和)	df(自由度)	MS(平均平方和)	F
组间	890.69	3	296.90	8.99
组内	594.41	18	33.02	
总变异	1485.10	21		

单因素方差分析只能判断控制变量是否对观测变量产生了显著影响。如果控制变量确实对观测变量产生了显著影响,进一步还应确定控制变量的不同水平对观测变量的影响程度,其中哪个水平的作用明显区别于其他水平,哪个水平的作用是不显著的,需要进行事后多重检验来比较两两的差异。如果方差分析显示 $p > 0.05$,各个组别之间没有差异性,此时则不需要进行事后检验。

二、Stata 单因素方差分析

1. 数据的描述性统计

```
. import delimited "D:\Stata\data\NHANES2009.csv"
. sample 5
. graph box totchol,over(agedecade)
```

不同年龄段总胆固醇箱线图见图 7-1。

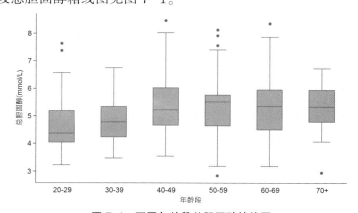

图 7-1 不同年龄段总胆固醇箱线图

```
. bysort agedecade: summarize totchol
```

-> agedecade = 20-29

Variable	Obs	Mean	Std. dev.	Min	Max
totchol	51	4.823333	.7980418	3.31	6.83

-> agedecade = 30-39

Variable	Obs	Mean	Std. dev.	Min	Max
totchol	60	4.871167	.8429148	3.26	6.44

-> agedecade = 40-49

Variable	Obs	Mean	Std. dev.	Min	Max
totchol	84	5.121548	.9063438	2.87	7.73

-> agedecade = 50-59

Variable	Obs	Mean	Std. dev.	Min	Max
totchol	63	5.537937	1.097468	3.39	8.15

-> agedecade = 60-69

Variable	Obs	Mean	Std. dev.	Min	Max
totchol	34	4.830588	1.133477	3.03	7.01

-> agedecade = 70+

Variable	Obs	Mean	Std. dev.	Min	Max
totchol	22	4.659545	.9073797	2.4	5.92

```
. graph dot (mean) totchol,over(agedecade) ylabel(,grid)
```

不同年龄段总胆固醇均值见图 7-2。

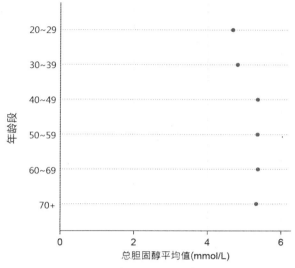

图 7-2　不同年龄段总胆固醇均值点图

2. 数据的正态性检验

. bysort agedecade: swilk totchol

-> agedecade = 20-29

Shapiro-Wilk W test for normal data

Variable	Obs	W	V	z	Prob>z
totchol	51	0.97769	1.066	0.136	0.44587

-> agedecade = 30-39

Shapiro-Wilk W test for normal data

Variable	Obs	W	V	z	Prob>z
totchol	60	0.97011	1.625	1.046	0.14777

-> agedecade = 40-49

Shapiro-Wilk W test for normal data

Variable	Obs	W	V	z	Prob>z
totchol	84	0.99079	0.658	-0.920	0.82123

-> agedecade = 50-59

Shapiro-Wilk W test for normal data

Variable	Obs	W	V	z	Prob>z
totchol	63	0.98228	1.002	0.004	0.49858

-> agedecade = 60-69

Shapiro-Wilk W test for normal data

Variable	Obs	W	V	z	Prob>z
totchol	34	0.95983	1.403	0.705	0.24036

-> agedecade = 70+

Shapiro-Wilk W test for normal data

Variable	Obs	W	V	z	Prob>z
totchol	22	0.95226	1.210	0.386	0.34985

3. 数据的方差齐性检验

(1)稳健 Levene's 方差齐性检验

```
. robvar totchol,by(agedecade)
```

AgeDecade	Summary of TotChol		
	Mean	Std. dev.	Freq.
20-29	4.8233333	.79804178	51
30-39	4.8711667	.84291482	60
40-49	5.1215477	.90634379	84
50-59	5.5379365	1.097468	63
60-69	4.8305883	1.1334767	34
70+	4.6595455	.90737971	22
Total	5.0449363	.98106361	314

$W0 = 2.2656024 \quad df(5, 308) \quad Pr > F = 0.04795204$

$W50 = 2.2053200 \quad df(5, 308) \quad Pr > F = 0.05368117$

$W10 = 2.2570871 \quad df(5, 308) \quad Pr > F = 0.04872446$

稳健方差齐性检验对明显偏态的数据更有效。

w0:Levene's F 统计量

w50:Brown and Forsythe's F 统计量 (中位数替代平均值)

w10:Brown and Forsythe's F 统计量 (10%修剪均值替代平均值)

(2)Bartlett's 方差齐性检验

. oneway totchol agedecade

Analysis of variance

Source	SS	df	MS	F	Prob > F
Between groups	24.951084	5	4.9902168	5.56	0.0001
Within groups	276.306971	308	.897100554		
Total	301.258055	313	.962485797		

Bartlett's equal-variances test: chi2(5) =   9.7924   Prob>chi2 = 0.081

在进行正态性检验、方差齐性检验的时候,α 通常设定为 0.10。

4. Stata 单因素方差分析结果

(1)无选项输入的方差分析执行并报告标准方差分析

. oneway totchol agedecade

Analysis of variance

Source	SS	df	MS	F	Prob > F
Between groups	24.951084	5	4.9902168	5.56	0.0001
Within groups	276.306971	308	.897100554		
Total	301.258055	313	.962485797		

Bartlett's equal-variances test: chi2(5) =   9.7924   Prob>chi2 = 0.081

(2)生成摘要表

. oneway totchol agedecade, tabulate

AgeDecade	Summary of TotChol		
	Mean	Std. dev.	Freq.
20-29	4.8233333	.79804178	51
30-39	4.8711667	.84291482	60
40-49	5.1215477	.90634379	84
50-59	5.5379365	1.097468	63
60-69	4.8305883	1.1334767	34
70+	4.6595455	.90737971	22
Total	5.0449363	.98106361	314

```
                        Analysis of variance
    Source              SS          df       MS            F       Prob > F

Between groups      24.951084        5     4.9902168      5.56      0.0001
Within groups      276.306971      308     .897100554

    Total          301.258055      313     .962485797
```

Bartlett's equal-variances test: chi2(5) =   9.7924   Prob>chi2 = 0.081

  当多组观察变量的整体方差不相等时,即不满足方差齐性时,可通过变量变换达到方差齐性要求,或者采用校正的单因素方差分析法(Welch 检验)进行比较更加稳妥。

  Welch 检验是指采用 Welch 分布的统计量检验各组均值是否相等。Welch 分布近似于 F 分布,采用 Welch 检验对方差齐性没有要求。

  校正单因素方差分析(Welch's)法需要安装"simanova 包"。

  (1)输入命令"search simanova"

Search of official help files, FAQs, Examples, and Stata Journals
Search of web resources from Stata and other users
(contacting http://www.stata.com)
3 packages found (Stata Journal listed first)
----

fstar from https://stats.oarc.ucla.edu/stat/stata/ado/analysis
  F* test for test of equal means / Allows you to use perform tests similar
  to / standard ANOVA F tests, but often with better / control of Type I
  error rates when / heterogeneity of variance is present. / See also
  simanova and wtest. / Statistical Consulting Group / Institute for

simanova from https://stats.oarc.ucla.edu/stat/stata/ado/analysis
  simanova. Simulation for ANOVA / Allows you to use simulation to study /
  Type I error rates and power in standard ANOVA, / as well as using the F*
  and W test. / See also fstar and wtest. / Statistical Consulting Group
  / Institute for Digital Research and Education, UCLA / idrestat@ucla.edu /

wtest from https://stats.oarc.ucla.edu/stat/stata/ado/analysis
  W test for test of equal means / Allows you to use perform tests similar
  to / standard ANOVA F tests, but often with better / control of Type I
  error rates when / heterogeneity of variance is present. / See also
  simanova and fstar. / Statistical Consulting Group / Institute for

(click here to return to the previous screen)
(end of search)

(2)单击"simanova from https://stats.oarc.ucla.edu/stat/stata/ado/analysis"
package simanova from https://stats.oarc.ucla.edu/stat/stata/ado/analysis
TITLE
　　simanova. Simulation for ANOVA
DESCRIPTION/AUTHOR(S)
　　Allows you to use simulation to study
　　Type I error rates and power in standard ANOVA,
　　as well as using the F* and W test.
　　See also fstar and wtest.
　　Statistical Consulting Group
　　Institute for Digital Research and Education, UCLA
　　idrestat@ucla.edu
　　STATA ado and hlp files in the package
　　distribution-date: 20150326
INSTALLATION FILES　　　　　　　　　　(click here to install)
　　simanova.ado
　　simanov_.ado
　　simanova.hlp
　　fstar.ado
　　fstar.hlp
　　wtest.ado
　　wtest.hlp

(click here to return to the previous screen)
　　(3)单击"click here to install",安装 simanova.pkg
package installation
package name:　simanova.pkg
　　　from:　https://stats.oarc.ucla.edu/stat/stata/ado/analysis/
checking simanova consistency and verifying not already installed...
installing into C:￦Users￦Administrator￦ado￦plus￦...
installation complete.
(click here to return to the previous screen)

. simanova totchol agedecade, wtest
使用 simanova 命令进行 Welch 检验时,字符型分类变量结果报错,出现下述信息:
no observations
r(2000)
需要使用 encode 命令将文本型变量变为数值型。

5. 事后多重比较检验

事后多重比较检验只有在方差分析得到有统计学意义的 F 值后才有必要进行，是一种探索性分析。

单因素方差分析整体比较，推断结论为拒绝 H_0，接受 H_1 时，只能认为各总体均数之间整体比较有差异，但尚不能说明任意两个总体均数之间都有差别。若要进一步推断具体哪两个总体均数有差别，需要进一步事后检验(两两比较)。多个样本均数比较的事后检验可分为两种情况，一是各组间均要相互比较，以了解任何两组间是否有差别；二是仅考虑某指定组与其他各组比较，例如有一组为对照组，意欲了解其他各实验组与该对照组间是否有差别。

事后多重比较检验的方法很多，Stata 有三种方法。

(1)Bonferroni 检验

Bonferroni 检验用途最广，检验比较保守，几乎可用于任何多重比较的情形。

```
. oneway totchol race1, bonferroni tabulate
```

Analysis of variance

Source	SS	df	MS	F	Prob > F
Between groups	24.951084	5	4.9902168	5.56	0.0001
Within groups	276.306971	308	.897100554		
Total	301.258055	313	.962485797		

Bartlett's equal-variances test: chi2(5) =   9.7924   Prob>chi2 = 0.081

Comparison of TotChol by AgeDecade
(Bonferroni)

Row Mean- Col Mean	20-29	30-39	40-49	50-59	60-69
30-39	.047833 1.000				
40-49	.298214 1.000	.250381 1.000			
50-59	.714603 0.001	.66677 0.002	.416389 0.132		
60-69	.007255 1.000	-.040578 1.000	-.290959 1.000	-.707348 0.008	
70+	-.163788 1.000	-.211621 1.000	-.462002 0.638	-.878391 0.003	-.171043 1.000

Bonferroni 检验结果显示均值的两两比较结果，上面一行为均值差，下面一行为 Bonferroni 检验的 P 值。

(2)scheffe 检验

各组样本数相等或不等均可以使用 scheffe 检验，但是以各组样本数不相等时使用较多。

. oneway totchol agedecade, scheffe

(3)Sidak 法

Sidak 法与最小显著差法(LSD)在计算公式上相似,但对显著性水平进行了调整。这种调整的目的是控制在进行多次比较时犯第一类错误的概率，即错误地拒绝真实无差异的假设。Sidak 法的调整方法考虑了进行比较的组数和进行的两两比较次数,通过调整单次比较的显著性水平,使得累积犯第一类错误的概率不超过预设的显著性水平。该方法比 LSD 法更为保守。

. oneway totchol agedecade, sidak

第二节　k 个独立样本 Kruskal–Wallis 检验

对于不是特别严重的方差不齐,单因素方差分析提供了校正检验方法,是考虑了方差差异之后更为稳健的分析结果。但当组间方差差异较大时,校正结果也不一定可信,建议使用非参数检验(Kruskal-Wallis H 检验)。如果数据正态性和方差齐性都不满足,最好使用独立样本 Kruskal-Wallis 检验,它是单因素方差分析的一种非参数替代。

H_0:中位数 $_1$= 中位数 $_2$=…= 中位数 k

H_1:并非所有的中位数都相等

1.原理

原始数据见表 7-5。

表 7-5　原始数据

A	B	C
25	60	50
70	20	70
60	30	60
85	15	80
95	40	90
90	35	70
80		75

混合样本数据由低到高排序,统一编秩。

样本的混合秩序见表 7-6。

表 7-6　3 个样本的混合秩序

A	秩	B	秩	C	秩
25	3	60	9	50	7
70	12	20	2	70	12
60	9	30	4	60	9
85	17	15	1	80	15.5
95	20	40	6	90	18.5
90	18.5	35	5	70	12
80	15.5			75	14
	秩和 95		秩和 27		秩和 88

2. 检验统计量

$$H=\left[\frac{12}{n_r(n_r+1)}\sum_{i=1}^{k}\frac{R_i^2}{n_i}\right]-3(n_r+1)$$

式中,k 代表总体的个数;n_i 代表样本 i 中观测值的个数;$n_r=\sum_{i=1}^{k}n_i$,代表所有样本的观测值总数;R_i 为样本 i 的秩和。

$$
\begin{aligned}
H &=\left[\frac{12}{n_r(n_r+1)}\sum_{i=1}^{k}\frac{R_i^2}{n_i}\right]-3(n_r+1)\\
&=\frac{12}{20\times21}\left[\frac{95^2}{7}+\frac{27^2}{6}+\frac{88^2}{7}\right]-3\times(20+1)\\
&=8.92
\end{aligned}
$$

在各个总体相同的原假设下,当每个样本容量都大于或等于 5 时,H 的抽样分布近似服从自由度为 $k-1$ 的 χ^2 分布。

3. 基于 Stata 的 Kruskal-Wallis 检验

```
. kwallis totchol, by(agedecade)
Kruskal-Wallis equality-of-populations rank test
```

agedec~e	Obs	Rank sum
20-29	51	6935.00
30-39	60	8652.50
40-49	84	13974.50
50-59	63	12403.50
60-69	34	4702.50
70+	22	2787.00

```
chi2(5) = 20.860
   Prob = 0.0009

chi2(5) with ties = 20.862
          Prob = 0.0009
```

4. 事后检验

事后检验需要安装 kwallis2 模块。

package kwallis2 from http://fmwww.bc.edu/RePEc/bocode/k

TITLE

　　'KWALLIS2': module to perform Kruskal-Wallis Test for equality of populations

DESCRIPTION/AUTHOR(S)

　　kwallis2 is an extremely useful test for deciding whether k
　　independent samples are from different populations. The null
　　hypothesis is that k samples come from the same population or
　　from identical populations with the same median. When a
　　significant value is found, kwallis2 determine which groups are
　　different. This is an improved version of Stata's kwallis. This
　　is version 1.1 of the software.

　　Author: Herve M. Caci
　　Support: email hcaci@wanadoo.fr

　　Distribution-Date: 19990620

INSTALLATION FILES　　　　　　　　　　　　　　(click here to install)
　　kwallis2.ado
　　kwallis2.hlp

使用 kwallis2 命令进行 Kruskal-Wallis 检验时,字符型分类变量结果报错,出现下述信息:

variable __000005 not found

r(111);

需要使用 encode 命令将文本型变量变为数值型,agedec 为转换后的新变量名称。

```
. encode agedecade, generate(agedec)
. kwallis2 totchol, by(agedec)

One-way analysis of variance by ranks (Kruskal-Wallis Test)

agedec   Obs   RankSum   RankMean
--------------------------------
   1      51    6935.00    135.98
   2      60    8652.50    144.21
   3      84   13974.50    166.36
```

```
      4        63    12403.50     196.88
      5        34     4702.50     138.31
      6        22     2787.00     126.68

 Chi-squared (uncorrected for ties) =      20.860 with    5 d.f. (p = 0.00086)
 Chi-squared (corrected for ties)   =      20.862 with    5 d.f. (p = 0.00086)


 Multiple comparisons between groups
 -----------------------------------
 (Adjusted p-value for significance is 0.001667)

 Ho: totchol(agedec==1) = totchol(agedec==2)
     RankMeans difference =       8.23  Critical value =      50.75
     Prob = 0.317094 (NS)

 Ho: totchol(agedec==1) = totchol(agedec==3)
     RankMeans difference =      30.38  Critical value =      47.31
     Prob = 0.029702 (NS)

 Ho: totchol(agedec==1) = totchol(agedec==4)
     RankMeans difference =      60.90  Critical value =      50.20
     Prob = 0.000185 (S)

 Ho: totchol(agedec==1) = totchol(agedec==5)
     RankMeans difference =       2.33  Critical value =      59.00
     Prob = 0.453891 (NS)

 Ho: totchol(agedec==1) = totchol(agedec==6)
     RankMeans difference =       9.30  Critical value =      67.97
     Prob = 0.344014 (NS)

 Ho: totchol(agedec==2) = totchol(agedec==3)
     RankMeans difference =      22.15  Critical value =      45.04
     Prob = 0.074414 (NS)

 Ho: totchol(agedec==2) = totchol(agedec==4)
     RankMeans difference =      52.67  Critical value =      48.07
     Prob = 0.000649 (S)

 Ho: totchol(agedec==2) = totchol(agedec==5)
     RankMeans difference =       5.90  Critical value =      57.20
     Prob = 0.381053 (NS)

 Ho: totchol(agedec==2) = totchol(agedec==6)
     RankMeans difference =      17.53  Critical value =      66.42
     Prob = 0.219305 (NS)

 Ho: totchol(agedec==3) = totchol(agedec==4)
     RankMeans difference =      30.52  Critical value =      44.41
     Prob = 0.021855 (NS)
```

```
Ho: totchol(agedec==3) = totchol(agedec==5)
    RankMeans difference =      28.05  Critical value =      54.17
    Prob = 0.064227 (NS)

Ho: totchol(agedec==3) = totchol(agedec==6)
    RankMeans difference =      39.68  Critical value =      63.82
    Prob = 0.034003 (NS)

Ho: totchol(agedec==4) = totchol(agedec==5)
    RankMeans difference =      58.57  Critical value =      56.71
    Prob = 0.001216 (S)

Ho: totchol(agedec==4) = totchol(agedec==6)
    RankMeans difference =      70.20  Critical value =      65.99
    Prob = 0.000897 (S)

Ho: totchol(agedec==5) = totchol(agedec==6)
    RankMeans difference =      11.63  Critical value =      72.91
    Prob = 0.319873 (NS)
```

第三节 重复测量的方差分析

五名受试者分别用四种药物进行测试的数据见表 7-7。

表 7-7 五名受试者分别用四种药物进行测试的数据

受试者	药物	评分
1	1	30
1	2	28
1	3	16
1	4	34
2	1	14
2	2	18
2	3	10
2	4	22
3	1	24
3	2	20
3	3	18
3	4	30
4	1	38
4	2	34

续表

受试者	药物	评分
4	3	20
4	4	44
5	1	26
5	2	28
5	3	14
5	4	30

1. 球形假设检验

使用"mauchly"命令可进行球形假设检验,需先安装"moremata 包"和"mauchly 包"。

. ssc install moremata

. ssc install mauchly

mauchly 命令对重复测量水平之间的方差进行球形检验,并报告 Mauchly(1940) W 统计量。支持宽格式和长格式数据集。

球形检验的零假设即重复测量水平之间的方差相等,如果拒绝零假设,表明球度假设已被违反。

(1)长格式数据使用

长格式数据使用 tsset 命令,命令格式为 tsset pvar tvar,然后使用 mauchly 命令进行球形检验,此时需要选项 m。

长格式数据

person	drug	score
1	1	30
1	2	28
1	3	16
1	4	34
2	1	14
2	2	18
2	3	10
2	4	22
3	1	24
3	2	20
3	3	18
3	4	30
4	1	38
4	2	34
4	3	20
4	4	44
5	1	26
5	2	28
5	3	14
5	4	30

```
. tsset person drug
. mauchly score, m(drug)
```
Mauchly's Test of Sphericity

Mauchly's W.	Chi2.	d.f.	P-value.	Epsilon_gg.	Epsilon_ff.	Lower-bound
0.1865	4.5715	5	.4704	0.6049	1.0000	0.3333

(2)宽格式数据

宽格式数据

person	score1	score2	score3	score4
1	30	28	16	34
2	14	18	10	22
3	24	20	18	30
4	38	34	20	44
5	26	28	14	30

```
. mauchly score1 score2 score3 score4
```
Mauchly's Test of Sphericity

Mauchly's W.	Chi2.	d.f.	P-value.	Epsilon_gg.	Epsilon_ff.	Lower-bound
0.1865	4.5715	5	.4704	0.6049	1.0000	0.3333

$P>0.05$,满足球形假设。

2. Stata 重复测量的方差分析(长格式数据)

重复变量 rvar 的重复测量方差分析,使用 anova y a rvar, repeated(rvar),a 为因子。

```
. anova score person drug, repeated(drug)
```

Number of obs =	20	R-squared	=	0.9244
Root MSE =	3.06594	Adj R-squared =		0.8803

Source	Partial SS	df	MS	F	Prob>F
Model	1379	7	197	20.96	0.0000
person	680.8	4	170.2	18.11	0.0001
drug	698.2	3	232.73333	24.76	0.0000
Residual	112.8	12	9.4		
Total	1491.8	19	78.515789		

```
Between-subjects error term:    person
                    Levels:    5          (4 df)
      Lowest b.s.e. variable:    person

Repeated variable: drug
                                    Huynh-Feldt epsilon       =  1.0789
                                    *Huynh-Feldt epsilon reset to 1.0000
                                    Greenhouse-Geisser epsilon =  0.6049
                                    Box's conservative epsilon =  0.3333
```

| | | | | ---------- Prob > F ---------- | | |
Source	df	F	Regular	H-F	G-G	Box
drug	3	24.76	0.0000	0.0000	0.0006	0.0076
Residual	12					

3. 使用未校正法进行两两比较

```
. pwcompare drug, effects
```
Pairwise comparisons of marginal linear predictions

Margins: asbalanced

	Contrast	Std. err.	Unadjusted t	Unadjusted P>|t|	Unadjusted [95% conf. interval]	
drug						
2 vs 1	-.8	1.939072	-0.41	0.687	-5.024875	3.424875
3 vs 1	-10.8	1.939072	-5.57	0.000	-15.02487	-6.575125
4 vs 1	5.6	1.939072	2.89	0.014	1.375125	9.824875
3 vs 2	-10	1.939072	-5.16	0.000	-14.22487	-5.775125
4 vs 2	6.4	1.939072	3.30	0.006	2.175125	10.62487
4 vs 3	16.4	1.939072	8.46	0.000	12.17513	20.62487

4. 使用 Bonferroni 校正法进行两两比较

```
. pwcompare drug, effects bonferroni
```
Pairwise comparisons of marginal linear predictions

Margins: asbalanced

	Number of comparisons
drug	6

	Contrast	Std. err.	Bonferroni t	P>|t|	Bonferroni [95% conf. interval]	
drug						
2 vs 1	-.8	1.939072	-0.41	1.000	-6.913276	5.313276
3 vs 1	-10.8	1.939072	-5.57	0.001	-16.91328	-4.686724
4 vs 1	5.6	1.939072	2.89	0.082	-.5132759	11.71328
3 vs 2	-10	1.939072	-5.16	0.001	-16.11328	-3.886724
4 vs 2	6.4	1.939072	3.30	0.038	.2867241	12.51328
4 vs 3	16.4	1.939072	8.46	0.000	10.28672	22.51328

第四节　Friedman 检验

对每组数据进行正态性检验，若不服从正态分布，可以使用 Friedman 检验。Friedman 检验可用于多组配对或相关数据的秩转换非参数检验,需要满足下面两个条件。

条件 1:观察变量为连续变量或有序分类变量。

条件 2:观察变量具有 3 个及以上的分组,为配对设计或各组之间存在相关性。

1. 安装 friedman 模块

package snp2_1 from http://www.stata-journal.com/software/sj5-2

TITLE

　　SJ5-2 snp2_1.　Friedman's ANOVA test and Kendall's...

DESCRIPTION/AUTHOR(S)

　　Friedman's ANOVA test and Kendall's coefficient of concordance

　　by Richard Goldstein

　　Support: richgold@ix.netcom.com

　　After installation, type help friedman and genvsum

INSTALLATION FILES　　　　　　　　　　　　(click here to install)

　　snp2_1/friedman.ado

　　snp2_1/friedman.hlp

　　snp2_1/genvsum.ado

　　snp2_1/genvsum.hlp

　　snp2_1/kendall.hlp

2. friedman 检验

基于 Stata 的 friedman 检验,需要宽格式数据。

```
. friedman score1 score2 score3 score4
Friedman =  13.7500
Kendall  =   0.8594
P-value  =   0.0081
```

3.宽格式转长格式

```
.use "C:\ 宽格式数据.dta",clear
```

person	score1	score2	score3	score4
1	30	28	16	34
2	14	18	10	22
3	24	20	18	30
4	38	34	20	44
5	26	28	14	30

```
. reshape long score,i(person) j(drug)
(j = 1 2 3 4)

Data                            Wide   ->  Long

Number of observations             5   ->  20
Number of variables                5   ->  3
j variable (4 values)                  ->  drug
xij variables:
            score1 score2 ... score4   ->  score
```

person	drug	score
1	1	30
1	2	28
1	3	16
1	4	34
2	1	14
2	2	18
2	3	10
2	4	22
3	1	24
3	2	20
3	3	18
3	4	30
4	1	38
4	2	34
4	3	20
4	4	44
5	1	26
5	2	28
5	3	14
5	4	30

4. 长格式转宽格式

```
. use "C:\ 长格式数据.dta",clear
```

	person	drug	score
1.	1	1	30
2.	1	2	28
3.	1	3	16
4.	1	4	34
5.	2	1	14
6.	2	2	18
7.	2	3	10
8.	2	4	22
9.	3	1	24
10.	3	2	20
11.	3	3	18
12.	3	4	30
13.	4	1	38
14.	4	2	34
15.	4	3	20
16.	4	4	44
17.	5	1	26
18.	5	2	28
19.	5	3	14
20.	5	4	30

```
. qui separate score, by(drug)
. collapse (sum) score1- score4, by(person)
```

	person	score1	score2	score3	score4
1.	1	30	28	16	34
2.	2	14	18	10	22
3.	3	24	20	18	30
4.	4	38	34	20	44
5.	5	26	28	14	30

第八章 简单线性回归

第一节 概述

简单线性回归，也称一元线性回归，是一种根据单一自变量 X 预测定量因变量 Y 的统计方法，它假定 X 和 Y 之间存在线性关系，其中的因变量是连续的，自变量可以是连续的也可以是离散的。

在线性回归模型中，如果误差满足零均值、同方差且互不相关，则回归系数的最佳线性无偏估计(Best Linear Unbiased Estimator，简记 BLUE)就是普通最小二乘法估计。"最佳"的意思是指相较于其他估计量，普通最小二乘法(ordinary least squares，简称 OLS)的估计量有更小的方差。

一、参数估计的最小二乘方法

回归直线代表两个变量之间的关系，由它的截距项和斜率所确定，寻找回归直线的过程就是估计回归模型中回归系数 β_0 和 β_1 的过程。离所有的数据点距离最近的直线是最好的回归直线。最常用的统计准则是普通最小二乘法，其思想就是寻找一条直线，使得所有观测点 (x_i, y_i) 与它在回归直线上的对应点 $(x_i, \hat{\beta}_0 + \hat{\beta}_1 x_i)$ 在垂直方向上的偏差距离平方和最小(图 8-1)。这里的垂直方向的偏差就是残差，即观测值 y_i 与回归拟合值 $\hat{y}_i$ 之间的差。

$$e_i = y_i - \hat{y}_i = y_i - (\hat{\beta}_0 + \hat{\beta}_1 x_i)$$

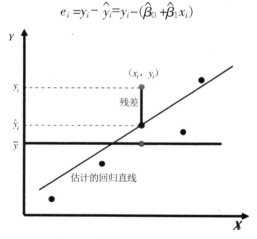

图 8-1 最小二乘估计的原理

对每个样本观测值 (x_i,y_i)，观测值 y_i 与其回归直线拟合值 $\hat{y}_i$ 的离差 $y_i-\hat{y}_i$（即残差）越小越好，离差平方和（残差平方和）为

$$Q=\sum_{i=1}^{n}(y_i-\hat{y}_i)^2=\sum_{i=1}^{n}(y_i-\hat{\beta}_0-\hat{\beta}_1 x_i)^2$$

最小二乘法，就是要寻找 β_0 和 β_1 的估计值 $\hat{\beta}_0$ 和 $\hat{\beta}_1$，使 Q 达到最小。根据罗必塔法则，当 Q 对 β_0 和 β_1 的一阶偏导数为 0 时，Q 的值最小。

$$\frac{\partial Q}{\partial \beta_0}\Big|_{\beta_0-\hat{\beta}_0}=-2\sum_{i=1}^{n}(y_i-\hat{\beta}_0-\hat{\beta}_1 x_i)=0$$

$$\frac{\partial Q}{\partial \beta_1}\Big|_{\beta_1-\hat{\beta}_1}=-2\sum_{i=1}^{n}(y_i-\hat{\beta}_0-\hat{\beta}_1 x_i)=0$$

求解该方程组，即可得到 $\hat{\beta}_0$ 和 $\hat{\beta}_1$

$$\hat{\beta}_1=\frac{\sum_{i=1}^{n}(x_i-\bar{x})(y_i-\bar{y})}{\sum_{i=1}^{n}(x_i-\bar{x})^2}$$

$$\hat{\beta}_0=\bar{y}-\hat{\beta}_1\bar{x}$$

其中，$\bar{y}\equiv\frac{1}{n}\sum_{i=1}^{n}y_i$ 和 $\bar{x}\equiv\frac{1}{n}\sum_{i=1}^{n}x_i$ 是样本均值。

二、简单线性回归模型

简单线性回归模型的形式如下：

$$y=\beta_0+\beta_1 x+\varepsilon$$

式中，β_0 和 β_1 是待估计的总体参数，称为回归系数，β_0 表示 $y-$ 截距，就是当 $x=0$ 时 y 的值；β_1 表示回归直线的斜率，就是当 x 增加一个单位时 y 的平均变化量，表征自变量对因变量影响的程度。ε 是均值为零的随机误差项，随机误差项是包含在 y 中但不能被 x 和 y 之间的线性关系解释的变异性，是一个样本相互独立且服从同一正态分布 $N(0,\sigma^2)$ 的随机变量。

简单线性回归方程的总体参数 β_0 和 β_1 的值是未知的，必须利用样本数据去估计它，用样本统计量 b_0 和 b_1 作为总体参数 β_0 和 β_1 的估计量。

用样本统计量 $\hat{\beta}_0$ 和 $\hat{\beta}_1$ 代替总体参数 β_0 和 β_1，得到的方程称为估计的简单线性回归方程。

$$\hat{y}=\hat{\beta}_0+\hat{\beta}_1 x$$

式中，$\hat{y}$ 为因变量 y 的预测值。通常，对于一个给定的 x 值，$\hat{y}$ 是 y 的平均值 $E(y)$ 的一个点估计。帽子符号"^"表示对一个未知参数或系数的估计值，或表示响应变量的预测值。

线性回归模型的适用条件：

①线性：因变量 Y 与自变量 X 之间具有线性关系；

②独立性：每个观察值之间相互独立；

③正态性：在一定范围内，任意给定 X 值，其对应的随机变量 Y 均服从正态分布；

④等方差性：在一定范围内，不同的 X 值，其对应的随机变量 Y 的方差相等。

只有因变量和自变量适合上述条件，才可以应用简单线性回归，模型的结果才可靠（图 8-2）。

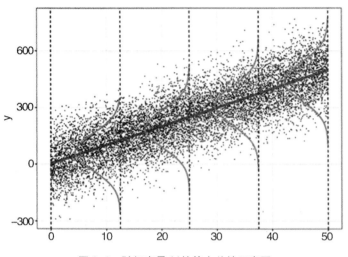

图 8-2 随机变量 Y 的等方差性示意图

三、蒙特卡罗法模拟总体回归函数(PRF)与样本回归函数的关系(SRF)

为直观理解总体回归函数(PRF)与样本回归函数的关系(SRF)，使用蒙特卡罗法进行模拟。

所谓"蒙特卡罗法"(Monte Carlo Methods, MC)，是通过计算机模拟，从总体抽取随机样本的计算方法。

蒙特卡罗法的基本思想：为了求解问题，首先建立一个概率模型或随机过程，使它的参数或数字特征等于问题的解，然后通过对模型或过程的观察或抽样试验来计算这些参数或数字特征，最后给出所求解的近似值。解的精确度用估计值的标准误差来表示。蒙特卡罗法的主要理论基础是概率统计理论，主要手段是随机抽样、统计试验。

总体回归模型：

$y_i = 1 + x_i + \varepsilon_i$

自变量 $x_i \sim N(3, 2^2)$，扰动项 $\varepsilon_i \sim N(0, 3^2)$，样本容量 $n=30$。

从 $N(3, 2^2)$ 随机抽取 30 个自变量 x_i 的观测值，从 $N(0, 3^2)$ 随机抽取 30 个扰动项 ε_i 的观测值。根据总体回归模型计算相应的因变量。把 y_i 对 x_i 进行回归，得到样本回归函数(SRF)，并与总体回归函数(PRF)进行比较。Stata 命令与注释见表 8-1。

表 8–1　Stata 命令与注释

Stata 命令	注　释
clear	删除内存中已有数据
set obs 30	确定随机抽样的样本容量为 30
set seed 1616	指定随机抽样的"种子"为 1 616
gen x = rnormal (3, 4)	创建服从 $N(3, 2^2)$ 分布的随机样本，记为 x
gen e = rnormal (0, 9)	创建服从 $N(0, 3^2)$ 分布的随机样本，记为 e
gen y = 1 + 2*x + e	计算被解释变量 y
reg y x	把 y 对 x 进行 OLS 回归

Source	SS	df	MS			
				Number of obs	=	30
				F(1, 28)	=	21.29
Model	1694.91934	1	1694.91934	Prob > F	=	0.0001
Residual	2229.6235	28	79.6294106	R-squared	=	0.4319
				Adj R-squared	=	0.4116
Total	3924.54284	29	135.329064	Root MSE	=	8.9235

y	Coefficient	Std. err.	t	P>|t|	[95% conf. interval]	
x	1.883881	.4083342	4.61	0.000	1.047447	2.720316
_cons	2.18763	2.175487	1.01	0.323	-2.268654	6.643914

上述回归结果显示，斜率的真实值为 2，样本估计值为 1.88；截距项的真实值为 1，样本估计值为 2.18(不显著)。

. twoway function PRF=1+2*x,range (-10 10) || scatter y x || lfit y x,lpattern(dash) ytitle("y")

从图 8–3 可以看出，实线为总体回归函数(PRF)；虚线为样本回归线(SRF)，即被解释变量的拟合值。 SRF 比较接近于 PRF。

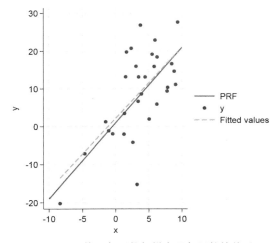

图 8–3　总体回归函数与样本回归函数的关系

选择项"range(-10 10)"用于指定画图的横轴范围介于 -10 与 10 之间。

选择项"lpattern(dash)"表示画虚线，默认画实线。

命令"set seed 1616"用来确定随机数的初始值(称为"种子"，可任意设置，此处设为 1616)，以便再次模拟时得到完全一样的结果。如使用不同的随机数种子再次抽样，将得到不同的 SRF，而 PRF 始终不变。

第二节　线性相关性分析

相关是相互关联的简称。变量之间相随变动的数量关系，分为函数关系与相关关系两类，函数关系表示变量之间数量上的确定性关系，即一个或一组变量在数量上的变化通过函数式所规定的数学等式可完全确定另一个变量在数量上的变化；相关关系表示变量之间相随变动的某种数量统计规律性，一个变量只是大体上按照某种趋势随另一个或一组变量而变化，是在进行了大量的观测或试验以后建立起来的一种经验关系。

在概率论和统计学中，相关系数显示两个随机变量之间线性关系的强度和方向。

一、相关关系的方向

相关关系的方向分为正相关、负相关和零相关。

1. 正相关

正相关(图 8-4)是指两个变量变动方向相同，回归直线是斜向上的，一个变量由小到大变化时，另一个变量亦由小到大变化，$r > 0$。

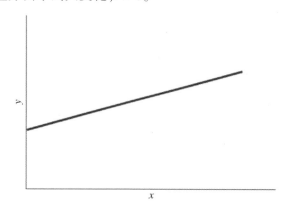

图 8-4　正相关(斜率 β_1 为正)

2. 负相关

负相关(图 8-5)是指两个变量变动方向相反，回归直线是斜向下的，一个变量由小到大变化时，另一个变量反而由大到小变化，$r < 0$。

3. 零相关

零相关(图 8-6)是指两个变量之间没有关系，即一个变量变动时，另一个变量作无规律的变动,又称为无相关,$r=0$。

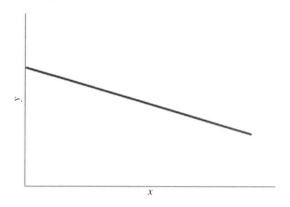

图 8–5　负相关(斜率 $\boldsymbol{\beta}_1$ 为负)

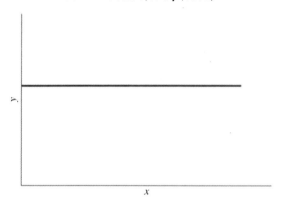

图 8–6　零相关(斜率 $\boldsymbol{\beta}_1$ 为零)

二、相关关系的密切程度

相关关系的密切程度分为完全相关、强相关和弱相关。

完全相关(也称函数关系),是指两个变量的关系是一一对应,完全确立的关系。在坐标轴上描绘两个变量时会形成一条直线。

强相关又称高度相关,即当一个变量变化时,与之相应的另一个变量增大(或减少)的可能性非常大。在坐标上则表现为散点较为集中在某条直线的周围。

弱相关又称低度相关,即当一个变量变化时,与之相对应的另一个变量增大(或减少)的可能性较小。亦即两个变量之间虽然有一定的联系,但联系的紧密程度较低。在坐标上表现出散点比较分散地分布在某条直线的周围。

相关系数的取值范围是 $-1\sim1$。相关系数绝对值越接近于 1,两个变量间相关性越强;相关系数的绝对值越接近 0,两变量的关联程度越弱。

通常情况下通过以下相关系数绝对值取值范围判断变量间的相关强度。

　　　　　　　　0.8~1.0　　极强相关
　　　　　　　　0.6~0.8　　强相关

0.4~0.6　　中等强度相关

0.2~0.4　　弱相关

0.0~0.2　　极弱相关或无相关

尤其是当相关系数为 0.7 及以上时，特别受青睐，因为在直线相关分析里，它能够解释接近一半的因变量变异。

三、相关图

相关图又称散点图，可以对两个定量变量(连续型变量)间的关系进行可视化。以直角坐标系的横轴代表自变量 X，纵轴代表因变量 Y，将一对对自变量和因变量的值用坐标点的形式描绘出来。

在开始简单线性回归之前，一定要绘制散点图观察因变量和自变量之间的关系。

从 NHANES2017—2018 的人口统计数据与身体测量数据中，随机选取 20 名学龄前儿童的身高体重数据(表 8-2)。

表 8-2　学龄前儿童身高体重数据

体重(kg)	身高(cm)
16.7	97.9
17.2	102.1
17.3	101.9
12.3	86.6
14.8	97.3
14.8	90.4
20.1	107.3
24.9	117.3
25.6	116.9
21.8	109.7
23.1	122.5
17.4	107.4
15.2	96.9
14.0	88.1
29.1	129.2
13.9	93.4
24.4	121.8
12.8	90.3
14.7	89.2
14.9	96.7

1. 学龄前儿童身高与体重散点图(图8-7)

```
. import delimited "D:\Stata\data\nhanes3.csv",clear
. keep if ridageyr<7
. set seed 7
. sample 20,count
. scatter bmxwt bmxht,xtitle("身高(cm)") ,ytitle("体重(kg)")
```

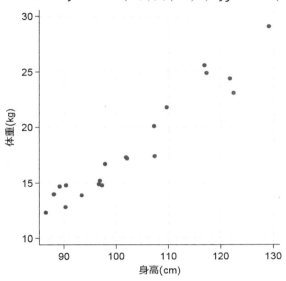

图8-7　学龄前儿童身高与体重散点图

2. 学龄前儿童身高与体重散点图(叠并简单线性回归拟合线)(图8-8)

```
. twoway scatter bmxwt bmxht||lfit bmxwt bmxht , ///
> xtitle("身高(cm)") ,ytitle("体重(kg)") legend(off)
```

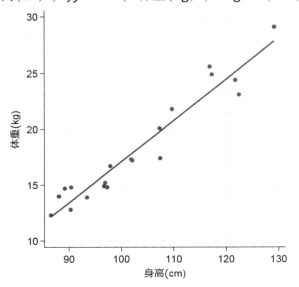

图8-8　学龄前儿童身高与体重散点图(叠并简单线性回归拟合线)

3. 学龄前儿童身高体重散点图（叠并简单线性回归拟合线 + 95%置信区间）(图 8-9)

```
. graph twoway (lfitci bmxwt bmxht) (scatter bmxwt bmxht) , ///
> xtitle(" 身高(cm)") ytitle(" 体重(kg)") legend(off)
```

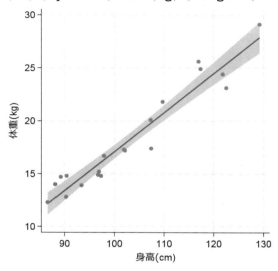

图 8-9　学龄前儿童身高体重散点图(叠并简单线性回归拟合线+95%置信区间)

四、相关系数的种类

(一)皮尔逊(Pearson)相关系数

1. 计算公式

线性相关系数又称为积差相关系数或 Pearson 相关系数,用符号 r 表示。是英国统计学家皮尔逊(Pearson)于 20 世纪初提出的一种计算直线相关系数的方法,用于描述两个随机变量线性相关关系的密切程度和相关方向,它度量的是线性相关。

Pearson 相关系数是在原始数据的方差和协方差基础上计算得到, 所以对离群值比较敏感。

$$r=\mathrm{Cor}(X,Y)=\frac{\sum\limits_{i=1}^{n}(x_i-\bar{x})(y_i-\bar{y})}{\sqrt{\sum\limits_{i=1}^{n}(x_i-\bar{x})^2}\sqrt{\sum\limits_{i=1}^{n}(y_i-\bar{y})^2}}$$

2. Pearson 相关系数的约束条件

①两个变量间有线性关系；

②变量是连续变量；

③两个变量均服从正态分布,且二元分布也服从正态分布；

④两个变量的观测值是成对的,每对观测值之间相互独立。

3. 相关系数的假设检验

$r \neq 0$ 的原因可能是抽样误差, 总体相关系数 $\rho=0$；也可能是变量间存在线性相关关

系,总体相关系数 $\rho \neq 0$

(1)建立假设检验并确定检验水准

$H_0: \rho = 0$ (两变量间无线性相关关系)

$H_1: \rho \neq 0$ (两变量间有线性相关关系)

$\alpha = 0.05$

(2)计算检验统计量

$$t = \frac{r}{\sqrt{\dfrac{1-r^2}{n-2}}}$$

$$v = n - 2$$

(3)查 t 界值表确定 P 值,做出结论,是否拒绝原假设

4. 使用 Stata 命令计算 Pearson(皮尔逊)相关系数

correlate 命令显示一组变量的相关矩阵或协方差矩阵。如果未指定变量列表,则会显示数据集中所有变量的相关矩阵。

pwcorr 显示变量列表中所有成对变量之间的相关系数,如果未指定变量列表,则会显示数据集中的所有变量。

选择项"sig"表示显示相关系数的显著性水平;选择项"star(.05)"表示给所有显著性水平小于或等于 5% 的相关系数打上星号。

(1)计算变量 bmxwt、bmxht 的相关系数

```
. use "D:\Stata\data\NHANES2017.dta",clear
. set seed 626
. sample 20,count
. keep bmxwt bmxht
. list
```

	bmxwt	bmxht
1.	79.1	171.1
2.	99	166.2
3.	26.5	105
4.	52.7	146.4
5.	.	.
6.	23.8	117.6
7.	52.3	159.7
8.	111.2	173.7
9.	66.5	163.6
10.	73.5	168.5
11.	15.5	107.1
12.	4.4	.
13.	.	.

```
14.  |   63.2      164
15.  |  119.4    161.2
     |_____
16.  |  100.2    154.9
17.  |   81.1    159.3
18.  |    .        .
19.  |   68.6    167.5
20.  |   69.7    156.7
```

```
. correlate bmxwt bmxht
(obs=16)
```

	bmxwt	bmxht
bmxwt	1.0000	
bmxht	0.7948	1.0000

(2)计算变量 bmxwt、bmxht 的协方差

```
. correlate bmxwt bmxht,covariance
(obs=16)
```

	bmxwt	bmxht
bmxwt	917.306	
bmxht	537.881	499.264

(3)计算变量 bmxwt、bmxht 的相关系数

```
. pwcorr bmxwt bmxht
```

	bmxwt	bmxht
bmxwt	1.0000	
bmxht	0.7948	1.0000

(4)计算变量 bmxwt、bmxht 的相关系数,显示相关系数的显著性水平

```
. pwcorr bmxwt bmxht,sig
```

	bmxwt	bmxht
bmxwt	1.0000	
bmxht	0.7948	1.0000
	0.0002	

  (5)计算变量 bmxwt、bmxht 的相关系数,给所有显著性水平小于或等于 5%的相关系数打上星号

```
. pwcorr bmxwt bmxht,sig star(.05)
```

	bmxwt	bmxht
bmxwt	1.0000	
bmxht	0.7948*	1.0000
	0.0002	

correlate 命令和 pwcorr 命令在计算两个变量之间的相关系数时,结果一样,在计算多个变量两两之间的相关系数时,correlate 命令对缺失值实行个案删除, 即只要记录中一个变量有缺失值,整条记录删除;pwcorr 命令执行成对删除,即只要一条记录中计算相关系数的数据对没有缺失值,即使这条记录中其他变量有缺失值,也照常计算。例如:

```
. use "D:\Stata\data\NHANES2017.dta",clear
. set seed 626
. sample 20,count
. keep bmxwt bmxht bmxleg
. list
```

	bmxwt	bmxht	bmxleg
1.	79.1	171.1	39.5
2.	99	166.2	37.1
3.	26.5	105	.
4.	52.7	146.4	39
5.	.	.	.
6.	23.8	117.6	.
7.	52.3	159.7	33.4
8.	111.2	173.7	41.5
9.	66.5	163.6	40.7
10.	73.5	168.5	41.9
11.	15.5	107.1	.
12.	4.4	.	.
13.	.	.	.
14.	63.2	164	38.2
15.	119.4	161.2	48.4
16.	100.2	154.9	36.9
17.	81.1	159.3	41.2
18.	.	.	.
19.	68.6	167.5	42
20.	69.7	156.7	38.6

```
. correlate
```

	bmxwt	bmxht	bmxleg
bmxwt	1.0000		
bmxht	0.3399	1.0000	
bmxleg	0.5165	0.2333	1.0000

. pwcorr

	bmxwt	bmxht	bmxleg
bmxwt	1.0000		
bmxht	0.7948	1.0000	
bmxleg	0.5165	0.2333	1.0000

(二)斯皮尔曼(Spearman)相关系数 r_s

Spearman 秩相关(等级相关)系数,由英国心理学家、统计学家 Spearman 在 1904 年提出,可以在数据不满足双变量正态分布的情况下,作为变量之间线性相关关系或单调关系强弱的度量。

秩(rank),是一种数据排序的方式。如果有 100 个不同的数据,其中最小的数据对应的秩就是 1,最大的数据对应的秩就是 100。如果一组数据中有相同的数值,其对应的秩相同。

Spearman 秩相关系数根据积差相关的概念推导而来,一些人把 Spearman 秩相关看作积差相关的特殊形式。

秩相关分析对变量分布不作要求,为非参数统计方法,它适用于下述三种情况:

①不服从双变量正态分布;

②总体分布类型未知或有异常值;

③用等级表示的变量。

Spearman 秩相关系数对数据条件的要求没有 Pearson 相关系数严格.只要两个变量的观测值是成对的等级评定资料,或者是由连续变量观测资料转化得到的等级资料,不论两个变量的总体分布形态、样本容量的大小如何,都可以用 Spearman 秩相关系数来进行研究。

如果数据不满足双变量正态分布,用 Pearson 线性相关系数来描述变量间的线性相关关系会导致错误的结论。

对于服从正态分布的数据亦可计算 Spearman 秩相关系数,但统计效能要低一些。Pearson 相关系数的计算公式可以完全套用 Spearman 秩相关系数计算公式,但公式中的 x 和 y 用相应的秩次代替即可。

Spearman 秩相关系数:

$$r_s = 1 - \frac{6\sum_{i=1}^{n} d_i^2}{n(n^2-1)}$$

式中,n 为样本容量;将 n 对观察值 X_i、Y_i($i=1,2,\cdots,n$)分别由小到大编秩,P_i 表示 X_i 的秩,Q_i 表示 Y_i 的秩,$d_i = P_i - Q_i$。

相关系数显著性检验统计量：

$$t = r_s \sqrt{\frac{n-2}{1-r_s^2}}$$

设定显著性水平 α，查 t 值表，相关系数显著性检验统计量：

$$z = \frac{r_s - \mu_{rs}}{\sigma_{rs}}$$

式中，均值 $\mu_{rs} = 0$，标准差 $\sigma_{rs} = \sqrt{\frac{1}{n-1}}$。

　　设定显著性水平 α，查 z 值表，若 $p \leqslant \alpha$，拒绝总体秩相关系数为 0 的原假设，两变量之间存在显著的相关关系；若 $p > \alpha$，不能拒绝总体秩相关系数为 0 的原假设，两变量之间不存在显著的相关关系。

　　使用 Stata 命令计算 Spearman 秩相关系数方法如下。

　　spearman 命令显示变量列表中所有变量对的 spearman 秩相关系数，或者，如果未指定 varlist，则用于数据集中的所有变量。当有两个变量时可以选择性地使用排列来计算 P 值。

```
. spearman bmxwt bmxht
Number of observations =      16
        Spearman's rho = 0.5882

Test of H0: bmxwt and bmxht are independent
                Prob = 0.0180
```

（三）肯德尔（Kendall）相关系数 τ

　　在统计学中，肯德尔相关系数是以 Maurice Kendall 命名的，经常用希腊字母 τ 表示。肯德尔相关系数是一个用来测量两个随机变量相关性的统计值，与 Spearman 秩相关系数对数据条件的要求相同，相对于前两种方法，Kendall 相关在文献中较少见。

　　Kendall's tau-b 等级相关系数：用于反映分类变量相关性的指标，适用于两个分类变量均为有序分类的情况。

　　Kendall 秩相关系数：适合于定序变量或不满足正态分布假设的等间隔数据。

　　当资料不服从双变量正态分布或总体分布未知，或原始数据用等级表示时，宜用 spearman 或 kendall 相关系数。

　　Pearson, Spearman, Kendall 三类相关系数是统计学上的三大重要相关系数，表示两个变量之间变化的趋势方向和趋势程度。三种相关系数都是对变量之间相关程度的度量，由于其计算方法不一样，用途和特点也不一样。

　　Pearson 相关系数是在原始数据的方差和协方差基础上计算得到，所以对离群值比较敏感，它度量的是线性相关。因此，即使 Pearson 相关系数为 0，也只能说明变量之间不存在线性相关，但仍有可能存在曲线相关。

　　Spearman 秩相关系数和 Kendall 秩相关系数都是建立在秩和观测值的相对大小的基础上得到，是一种更为一般性的非参数方法，对离群值的敏感度较低，因而也更具有耐受性，度量的主要是变量之间的联系。

不管是哪种相关系数,都只能度量两个变量之间的线性相关性,但并不是度量非线性关系的有效工具。即使相关系数为 0,也只能说明变量之间不存在线性相关,并不说明变量之间没有任何关系,因为两变量仍有可能存在曲线相关的关系。

使用 Stata 命令计算 Kendall(肯德尔)相关系数。

ktau 命令显示 varlist 中变量之间的 Kendall 秩相关系数,或者,如果 varlist 为未为数据集中的所有变量指定。ktau 适用于中小型数据集,对于较大的数据集,它需要相当大的计算时间。

1. 计算变量 bmxwt 和 bmxht 的 Kendall(肯德尔)相关系数

```
. ktau bmxwt bmxht
  Number of obs  =       16
Kendall's tau-a  =     0.4500
Kendall's tau-b  =     0.4500
Kendall's score  =       54
    SE of score  =     22.211

Test of H0: bmxwt and bmxht are independent
    Prob > |z|  =     0.0170  (continuity corrected)
```

2. 多变量个案删除缺失值

```
. ktau bmxwt bmxht bmxleg
Number of observations = 13
```

	bmxwt	bmxht	bmxleg
bmxwt	1.0000		
bmxht	0.2051	1.0000	
bmxleg	0.2564	0.2308	1.0000

3. 多变量成对删除缺失值

```
. ktau bmxwt bmxht bmxleg, pw
note: number of observations varies.
```

	bmxwt	bmxht	bmxleg
bmxwt	1.0000		
bmxht	0.4500	1.0000	
bmxleg	0.2564	0.2308	1.0000

4. Kendall 秩相关系数、得分以及得分的标准误差

```
. ktau bmxwt bmxht bmxleg,stats(taua taub score se)
```

```
Number of observations = 13
```

```
┌─────────────────────┐
│ Key                 │
├─────────────────────┤
│ tau_a               │
│ tau_b               │
│ score               │
│ se of score         │
└─────────────────────┘
```

	bmxwt	bmxht	bmxleg
bmxwt	1.0000		
	1.0000		
	78.0000		
	16.3911		
bmxht	0.2051	1.0000	
	0.2051	1.0000	
	16.0000	78.0000	
	16.3911	16.3911	
bmxleg	0.2564	0.2308	1.0000
	0.2564	0.2308	1.0000
	20.0000	18.0000	78.0000
	16.3911	16.3911	16.3911

第三节　简单线性回归结果的分析与描述

从 NHANES2017—2018 的人口统计数据与身体测量数据中,随机选取 20 名学龄前儿童的身高体重数据,令体重为因变量,身高为自变量,进行简单线性回归。

Stata 线性回归的结果,大致分为方差分析结果、F 检验结果、模型准确性评价结果和回归系数结果等内容。

一、方差分析结果

在回归分析中, 常使用方差分析来确定一个或多个自变量在解释因变量变化中的作用。方差分析结果位于回归结果的左上方。

Source	SS	df	MS
Model	424.816701	1	424.816701
Residual	32.6733021	18	1.81518345
Total	457.490003	19	24.0784212

Number of obs =	20
F(1, 18) =	234.04
Prob > F =	0.0000
R-squared =	0.9286
Adj R-squared =	0.9246
Root MSE =	1.3473

bmxwt	Coefficient	Std. err.	t	P>|t|	[95% conf. interval]	
bmxht	.3683376	.0240772	15.30	0.000	.3177534	.4189219
_cons	-19.74219	2.501647	-7.89	0.000	-24.99795	-14.48642

方差分析结果表列名称的中英文全称见表 8-3。

表 8-3　方差分析结果表列名称的中英文全称

列名称	中文全称	英文全称
SS	平方和	sum of squares
df	自由度	degrees of freedom
MS	均方	mean square

列名称为"SS"的一列自上而下分别为回归离差平方和(SSR)、残差平方和(SSE)和总离差平方和(TSS)，TSS=SSR+SSE。

回归离差平方和(SSR)是回归模型可以解释的波动分量，该值越大越好；残差平方和(SSE)是回归模型不能解释的波动分量，该值越小越好。

方差分析结果中，回归离差平方和 SS_Model=424.816，残差平方和 SS_Residual=32.673，总离差平方和 SS_Total=457.490。

列名称为"df"的一列为自由度。其中，模型的自由度 df_Model=1，残差的自由度 df_Residual = 18，总自由度 df_Total =19。

自由度表示能够自由变动的变量的个数。假设观测值个数为 n，自变量个数为 k，则

df_Residual = $n - k - 1$

df_Model = k

df_Total = $n - 1$

列名称为"MS"的一列为均方，均方指的是一组数的平方和的平均值，在统计学中，表示离差平方和与自由度之比，即 MS=SS/df。

MS_Model=424.816，MS_Residual=1.815，MS_Total=24.078。

总离差示意图见图 8-10。

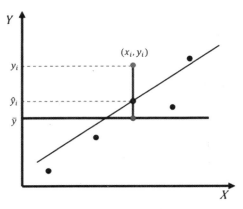

图 8-10 总离差示意图

总离差平方和 $SST=\sum_{i=1}^{n}(\hat{y}_i-\bar{y})^2$。

回归离差示意图见图 8-11。

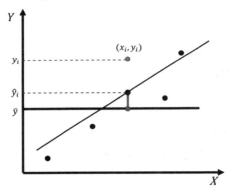

图 8-11 回归离差示意图

回归离差平方和 $SSR=\sum_{i=1}^{n}(\hat{y}_i-\bar{y})^2$。

残差示意图见图 8-12。

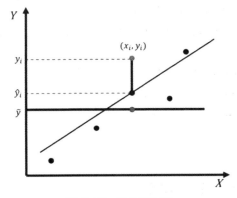

图 8-12 残差示意图

残差平方和 $SSE=\sum_{i=1}^{n}(y_i-\hat{y}_i)^2$。

总离差平方和、回归离差平方和与残差平方和的英文简写,不同的教科书略有不同,但计算公式一样。

二、F 检验结果

F 检验结果位于回归结果的右上方。

Source	SS	df	MS
Model	424.816701	1	424.816701
Residual	32.6733021	18	1.81518345
Total	457.490003	19	24.0784212

Number of obs	=	20
F(1, 18)	=	234.04
Prob > F	=	0.0000
R-squared	=	0.9286
Adj R-squared	=	0.9246
Root MSE	=	1.3473

bmxwt	Coefficient	Std. err.	t	P>|t|	[95% conf. interval]	
bmxht	.3683376	.0240772	15.30	0.000	.3177534	.4189219
_cons	-19.74219	2.501647	-7.89	0.000	-24.99795	-14.48642

F 检验是从回归效果检验回归方程的显著性。如果是显著的,说明回归方程线性关系是存在的,如果不显著,说明回归方程的线性关系是不存在的。检验的具体步骤如下。

首先,提出假设。

$H_0: \beta_1 = \beta_2 = \cdots = \beta_k = 0$

$H_1: \beta_1, \beta_2, \cdots, \beta_k$ 至少有一个不为 0

设定显著性水平 α(显著性水平 α 一般取 0.05、0.01、0.001)

计算检验统计量 F:

$$F = \frac{SSR / k}{SSE/(n-k-1)} = \frac{MSR}{MSE} \sim F(k, n-k-1)$$

$$即 \ F = \frac{MS\_Model}{MS\_Residual}$$

查 P 值。如果 P 值小于事前确定的显著性水平 α,拒绝原假设,认为 $\beta_1, \beta_2, \cdots, \beta_k$ 中至少有一个是不为零的,回归方程的线性关系存在;否则,不能拒绝原假设,即回归方程不存在线性关系。

在仅有一个自变量的情况下,F 检验将得出与 t 检验同样的结论, 如果 t 检验表明变量之间存在线性关系,F 检验结果也表明变量之间存在线性关系。

回归结果中的 Numbers of obs=20, 表示样本量为 20 个;F 检验统计量 $F(1,18)$ =234.04,对应的 P 值 Prob > F=0.000 0,远小于 0.01,因此拒绝原假设,说明回归方程的线性关系存在。

三、回归方程的准确性评价结果

回归方程的准确性评价结果位于回归方程的假设检验结果下方, 主要有 R-Squared,AdjR-Squared 和 Root MSE。

Source	SS	df	MS			
				Number of obs	=	20
				F(1, 18)	=	234.04
Model	424.816701	1	424.816701	Prob > F	=	0.0000
Residual	32.6733021	18	1.81518345	R-squared	=	0.9286
				Adj R-squared	=	0.9246
Total	457.490003	19	24.0784212	Root MSE	=	1.3473

bmxwt	Coefficient	Std. err.	t	P>|t|	[95% conf. interval]	
bmxht	.3683376	.0240772	15.30	0.000	.3177534	.4189219
_cons	-19.74219	2.501647	-7.89	0.000	-24.99795	-14.48642

回归结果中的 R-Squared=0.928 6, Root MSE=1.347 3。

判定一元线性回归方程的拟合优度,通常使用两个指标:R-Squared(判定系数 R^2)和 Root MSE(均方根误差)。

判定系数 R^2(R-squared)也称"可决系数"。在统计学中用于度量因变量的变异中可由自变量解释部分所占的比例,以此来判断统计模型的解释力,该统计量越接近于 1,模型的拟合优度越高。

判定系数乘以 100,等于能被估计的回归方程解释的因变量变异性的百分数(如 R^2 =0.226,表示变量 Y 的变异中有 22.6% 是由 X 引起的(能被估计的回归方程所解释)。

在有常数项的情况下,简单线性回归方程的判定系数等于相关系数的平方。

如果回归方程有常数项,被解释变量 y_i 的离差平方和 $\sum_{i=1}^{n}(y_i-\bar{y})^2$ 可分解为两部分:

$$\sum_{i=1}^{n}(y_i-\bar{y})^2 = \sum_{i=1}^{n}(\hat{y}-\bar{y})^2 + \sum_{i=1}^{n}e_i^2$$

即可由模型解释的部分 $\sum_{i=1}^{n}(\hat{y}_i-\bar{y})^2$ 与无法由模型解释的残差部分 $\sum_{i=1}^{n}e_i^2$。其中,$\bar{y} \equiv \frac{1}{n}\sum_{i=1}^{n}y_i$,为样本均值

$$0 \leqslant R^2 \equiv \frac{\sum_{i=1}^{n}(\hat{y}_i-\bar{y})^2}{\sum_{i=1}^{n}(y_i-\bar{y})^2} = 1 - \frac{\sum_{i=1}^{n}e_i^2}{\sum_{i=1}^{n}(y_i-\bar{y})^2} \leqslant 1$$

在多元线性回归方程中,当自变量的数量增加时,R-squared 也会随之增加。但是,当自变量的数量增加时,也容易出现过拟合现象,导致模型的预测能力下降。为了避免过拟合,需要使用 Adj R-squared 对 R-squared 进行修正。调整后的判定系数(Adj R-squared)可以更精确地反映自变量对因变量的解释程度,避免了因自变量数量增加而导致的过拟合问题,是多元线性回归模型中一个比较重要的评估指标。

残差平方和的均值(残差平方和与其自由度的商)称为均方误差(mean square error, MSE);均方误差的平方根称为均方根误差(Root mean square error, RMSE),是总变异中无法用回归的协变量解释的部分,均方根误差用来衡量真实值和预测值的偏差,该数值越小,说明回归方程的拟合优度越高。

四、回归系数结果

回归系数结果位于回归结果的下方，自作向右分别为因变量和自变量名称，回归系数，标准误，t 值，P 值以及回归系数的 95%置信区间。

Source	SS	df	MS			
				Number of obs	=	20
				F(1, 18)	=	234.04
Model	424.816701	1	424.816701	Prob > F	=	0.0000
Residual	32.6733021	18	1.81518345	R-squared	=	0.9286
				Adj R-squared	=	0.9246
Total	457.490003	19	24.0784212	Root MSE	=	1.3473

bmxwt	Coefficient	Std. err.	t	P>|t|	[95% conf. interval]	
bmxht	.3683376	.0240772	15.30	0.000	.3177534	.4189219
_cons	-19.74219	2.501647	-7.89	0.000	-24.99795	-14.48642

第一列结果显示，回归方程中的因变量为 bmxwt，自变量为 bmxht，截距(常数项)为 _cons。

第二列列名称为 Coefficient，显示结果为回归系数。斜率 $\hat{\beta}_1 = 0.368$，截距 $\hat{\beta}_0 = -19.74$。

当回归系数显著时，可以通过回归系数的「符号」和「数值」了解自变量对因变量的影响程度和方向。

(1)回归系数的符号

回归系数的符号告诉我们自变量和因变量之间是正相关还是负相关。若回归系数的符号是正，则自变量和因变量是正相关。反之，则是负相关。

(2)回归系数的数值

回归系数的数值表示模型中其他自变量不变，给定自变量变化一个单位，因变量的均值变化程度。

第三列列名称 Std.err，显示结果为回归系数的标准误。

第四列列名称 t，显示结果为回归系数假设检验的统计量 t 值。

从理论上说，如果一个变量的系数是 0，那么该变量对模型毫无贡献。然而，结果中显示的系数只是估计，它们不会正好为 0。t 检验的目的，就是从统计的角度判定系数为 0 的可能性有多大。

斜率和截距项或常数项(_cons)统称回归系数。t 检验用来检验回归系数的显著性。简单线性回归模型 $y = \beta_0 + \beta_1 x + \varepsilon$，如果 x 和 y 线性相关，一定有 $\beta_1 \neq 0$，t 检验的目的就是看是否可以得出结论 $\beta_1 \neq 0$

假设：

$H_0: \beta_1 = 0$

$H_a: \beta_1 \neq 0$

计算统计量：

假设检验的统计量 $t = \dfrac{\text{Coefficient}}{\text{Std.err.}}$

第五列列名称 $P > |t|$，结果显示为 t 检验的 P 值。

回归系数是否显著看 P 值（Stata 默认为双侧检验）。可以通过 P 值与预设的显著性水平 α（一般取 0.05）进行比较，来判定对应的解释变量的显著性，若 $P \leqslant 0.05$，则拒绝原假设。如果 H_0 被拒绝，将得出 $\beta_1 \neq 0$ 和两个变量之间存在统计上显著相关的结论；如果不能拒绝 H_0，将没有足够的证据得出两个变量之间存在统计上显著相关的证据。

第六列列名称 [95% conf. interval]，显示结果为系数估计值的 95% 置信区间。

95% 置信区间被定义为一个取值范围：该范围有 95% 的概率会包含未知参数的真实值。此范围是根据从样本数据计算出的上下限来定义的。

对于简单线性回归模型，β_1 的 95% 置信区间为

$$\hat{\beta}_1 \pm t_{\alpha/2} SE(\hat{\beta}_1)$$

β_0 的 95% 置信区间为

$$\hat{\beta}_0 \pm t_{\alpha/2} SE(\hat{\beta}_0)$$

残差标准误（residual standard error，RSE）：

$$SE(\hat{\beta}_0)^2 = \sigma^2 \left[\frac{1}{n} + \frac{\bar{x}^2}{\sum_{i=1}^{n}(x_i - \bar{x})^2} \right]$$

$$SE(\hat{\beta}_1)^2 = \frac{\sigma^2}{\sum_{i=1}^{n}(x_i - \bar{x})^2}$$

要使这些公式严格成立，需要假设每个观测值的误差项 ε_i 独立，并具有相等的方差 σ^2。对 σ^2 的估计称为残差标准误。

$$RSE = \sqrt{RSS/(n-2)}$$

其中，RSS 为残差平方和（residual sum of Squares，RSS），$RSS = e_1^2 + e_2^2 + \cdots + e_n^2$。

$e_i = y_i - \hat{y}_i$ 代表第 i 个残差。即第 i 个观测到的响应值和第 i 个用线性模型预测出的响应值之间的差距。

对于线性回归，β_1 的 95% 置信区间近似采用形式：

$[\hat{\beta}_1 - 2.SE(\hat{\beta}_1), \hat{\beta}_1 + 2.SE(\hat{\beta}_1)]$

五、无常数项回归结果

无常数项回归也称为"经过原点的回归"，回归命令添加选项"noconstant"。

```
. import delimited "D:\Stata\data\nhanes3.csv",clear
. keep if ridageyr<7
. set seed 7
. sample 20,count
```

```
. reg bmxwt bmxht,noconstant
```

Source	SS	df	MS		Number of obs	=	20
					F(1, 19)	=	909.19
Model	6973.01969	1	6973.01969		Prob > F	=	0.0000
Residual	145.720318	19	7.6694904		R-squared	=	0.9795
					Adj R-squared	=	0.9785
Total	7118.74	20	355.937		Root MSE	=	2.7694

bmxwt	Coefficient	Std. err.	t	P>|t|	[95% conf. interval]	
bmxht	.1797112	.00596	30.15	0.000	.1672367	.1921856

六、指定回归系数的置信区间

参数 level 的初始值为 95，表示 95% 的置信区间，指定置信区间，需要设置参数 level。

例如:指定 99% 的置信区间。

```
. reg bmxwt bmxht,level(99)
```

Source	SS	df	MS		Number of obs	=	20
					F(1, 18)	=	234.04
Model	424.816701	1	424.816701		Prob > F	=	0.0000
Residual	32.6733021	18	1.81518345		R-squared	=	0.9286
					Adj R-squared	=	0.9246
Total	457.490003	19	24.0784212		Root MSE	=	1.3473

bmxwt	Coefficient	Std. err.	t	P>|t|	[99% conf. interval]	
bmxht	.3683376	.0240772	15.30	0.000	.2990329	.4376424
_cons	-19.74219	2.501647	-7.89	0.000	-26.94303	-12.54135

第四节 异常观测值

在回归分析的应用中,数据时常包括一些异常观测值。异常观测值的存在对于回归直线方程的拟合、判定系数 R^2 及显著性检验的结果都有很大的影响。

1. 离群点

离群点是 Y 空间上的异常点(图 8-13 中的实心圆点),该观测值学生化残差的绝对值通常大于或等于 3。

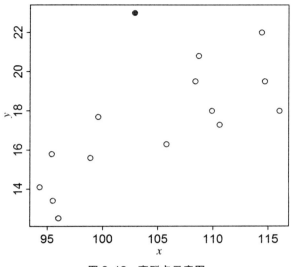

图 8-13　离群点示意图

离群点的检验。

(1)调用数据

. import delimited "D:\Stata\data\nhanes3.csv",clear

. keep if ridageyr<7

. keep bmxwt bmxht

. set seed 9

. sample 18,count

(2)建立回归模型

. regress bmxwt bmxht

(3)计算学生化残差

. predict rstud, rstudent

(4)使用 list 命令显示学生化残差绝对值大于等于 3 的记录

. list if abs(rstud) >=3

	bmxwt	bmxht	rstud
10.	35.9	123.5	5.436614

结果显示,第 10 条观测记录的学生化残差为 5.436,属于离群点。

2. 高杠杆值点

杠杆值度量了第 i 个观测值与 X 空间中心的距离, 高杠杆值点是 X 空间上的异常点(图 8-14 中的实心圆点)。

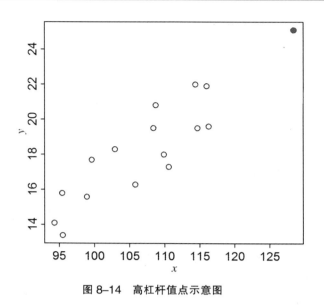

图 8-14　高杠杆值点示意图

3. 强影响点

强影响点（图 8-15 中的实心圆点）是由于大的残差和高杠杆值的交互作用而产生的。强影响点的诊断指标主要有 Cook 距离，它综合反映了杠杆值和残差大小。强影响点的 Cook 距离值大于 0.5，表明所对应的观测点的自变量和因变量均为异常值，相对于离群点和高杠杆值点，强影响点对回归模型有较大影响。如果一个观测既是离群点，又是高杠杆点，这是一个特别危险的组合。

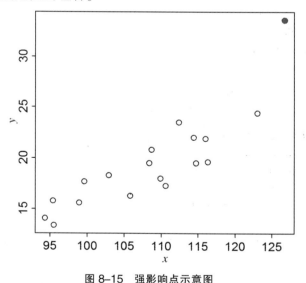

图 8-15　强影响点示意图

```
. predict D,cooksd

. clist bmxwt bmxht D if D>0.5

          bmxwt      bmxht          D
10.       35.9       123.5    .9604799
```

结果显示，第 10 条观测记录的库克距离为 0.960，属于强影响点。

第五节　残差分析

一、残差的种类与计算

1. 残差(residual)

残差 e_i 是因变量的观测值 y_i 与根据估计的回归方程求出的预测值 $\hat{y}_i$ 之差,是随机误差项 ε_i 的估计值。残差反映了用估计的回归方程去预测 y_i 而引起的误差。

$$e_i = y_i - \hat{y}_i。$$

第 i 次观测的残差是因变量的观测值 y_i 与它的预测值 $\hat{y}_i$ 之差 $y_i - \hat{y}_i$,换言之,第 i 次观测的残差是利用估计的回归方程去预测因变量的值 $\hat{y}_i$ 产生的误差。

预测残差,使用选项 residuals,预测值作为新变量 resid 添加到回归数据集。

```
. import delimited "D:\Stata\data\nhanes3.csv",clear
. keep if ridageyr<7
. keep bmxwt bmxht
. set seed 9
. sample 18,count
. regress bmxwt bmxht
. predict resid, residuals
```

	bmxwt	bmxht	resid
1.	17.8	114.8	-4.520161
2.	23	115	.6066921
3.	17.1	102.5	-.7215226
4.	16.4	115.3	-6.103032
5.	12.8	92.1	-1.217797
6.	10.8	81.6	.622502
7.	21.2	109	1.00115
8.	14.7	86.2	2.840085
9.	13.2	90.6	-.2691835
10.	35.9	123.5	10.39788
11.	20.5	108.3	.5571676
12.	23.3	120.3	-1.031747
13.	9.9	81.3	-.1677774
14.	17.2	102.2	-.5117983
15.	26.1	120.4	1.731681
16.	14.4	90.4	1.003964
17.	17.8	107.3	-1.77709
18.	23.5	124.7	-2.441012

2. 标准化残差

标准化残差又叫内学生化残差,是残差的标准化形式。

一个随机变量,减去它的平均值,再除以它的标准差就得到了一个标准化的随机变量。由于残差的平均值为 0,每个残差只要除以它的标准差,就得到了标准化残差。

预测标准化残差,使用选项 rstandard,预测值作为新变量 rstand 添加到回归数据集。

`. predict rstan, rstandard`

	bmxwt	bmxht	rstan
1.	17.8	114.8	-1.361384
2.	23	115	.1828364
3.	17.1	102.5	-.2142147
4.	16.4	115.3	-1.840991
5.	12.8	92.1	-.3701037
6.	10.8	81.6	.2012243
7.	21.2	109	.2978047
8.	14.7	86.2	.8887656
9.	13.2	90.6	-.0823207
10.	35.9	123.5	3.257854
11.	20.5	108.3	.165603
12.	23.3	120.3	-.3175962
13.	9.9	81.3	-.0543671
14.	17.2	102.2	-.1519813
15.	26.1	120.4	.5333163
16.	14.4	90.4	.3073025
17.	17.8	107.3	-.5277167
18.	23.5	124.7	-.7707114

3. 学生化残差

学生化残差又叫 t 化残差或外学生化残差。由于普通残差(residual)标准化后并不服从标准正态分布而是服从 t 分布,故 t 化残差是删除第 i 个样本数据后由余下的数据计算的残差。

预测学生化化残差,使用选项 rstudent,预测值作为新变量 rstud 添加到回归数据集。

`. predict rstud, rstudent`

	bmxwt	bmxht	rstud
1.	17.8	114.8	-1.401844
2.	23	115	.1772158
3.	17.1	102.5	-.2077105
4.	16.4	115.3	-2.00783

5.	12.8	92.1	-.3598953
6.	10.8	81.6	.1950816
7.	21.2	109	.2891507
8.	14.7	86.2	.882606
9.	13.2	90.6	-.0797236
10.	35.9	123.5	5.436614
11.	20.5	108.3	.160482
12.	23.3	120.3	-.3084852
13.	9.9	81.3	-.0526456
14.	17.2	102.2	-.1472616
15.	26.1	120.4	.5210332
16.	14.4	90.4	.2984264
17.	17.8	107.3	-.5154651
18.	23.5	124.7	-.760488

二、残差图

常用残差图包括预测变量－残差图和拟合值－残差图。

1. 预测变量－残差图

用横轴表示预测变量,纵轴表示对应残差,每个预测变量的值与对应的残差用图上的一个点来表示,这种图形适用于简单线性回归(图 8-16)。

. rvpplot bmxht,yline(0)

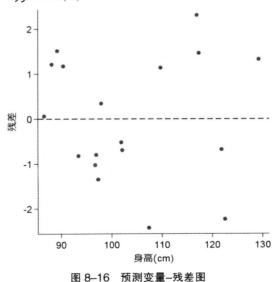

图 8-16　预测变量–残差图

(2)拟合值－残差图

用横轴表示拟合值,纵轴表示对应残差,每个拟合值值与对应的残差用图上的一个点来表示。这种图形适用于简单线性回归或多元线性回归(图 8-17)。

. rvfplot, yline(0)

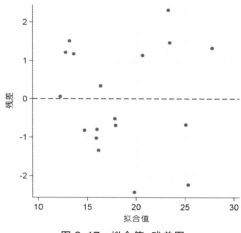

图 8-17　拟合值-残差图

三、残差的正态性检验

```
. swilk resid
```

Shapiro-Wilk W test for normal data

Variable	Obs	W	V	z	Prob>z
resid	18	0.85140	3.267	2.369	0.00891

$P<0.05$，拒绝原假设，残差不服从正态分布。

四、残差的方差齐性检验

异方差意味着误差项的方差不是常数，而是随着某些变量的变化而变化。残差的方差齐性检验使用怀特检验。

```
. estat imtest,white
```

White's test
H0: Homoskedasticity
Ha: Unrestricted heteroskedasticity

```
    chi2(2) =   4.70
Prob > chi2 = 0.0954
```

Cameron & Trivedi's decomposition of IM-test

Source	chi2	df	p
Heteroskedasticity	4.70	2	0.0954
Skewness	3.27	1	0.0706
Kurtosis	1.99	1	0.1579
Total	9.96	4	0.0411

$P=0.095>0.05$，不能拒绝残差的方差齐性的假定。

第六节　异方差的处理

方差齐性又称同方差性,是指最小二乘法的残差服从均值为 0、方差为 σ^2 的正态分布。

方差齐性是经典线性回归的重要假定之一,是回归分析 t 检验和 F 检验的前提假设。只有在方差齐性的前提下计算出来的统计量才服从 t 分布,而 t 检验正是以 t 分布作为其理论依据的检验方法。异方差是违背球型扰动项假设的一种情形,即 $\mathrm{Var}(\varepsilon_i \,|\, X)$ 依赖于 i,不是常数。

一、异方差检验

1. 调用数据

```
. import delimited "D:\Stata\data\nhanes3.csv",clear
. keep if ridageyr<8
. set seed 7
. sample 30,count
```

2. 回归建模

```
. reg bmxwt bmxht
```

Source	SS	df	MS		Number of obs	=	30
					F(1, 28)	=	105.39
Model	938.711603	1	938.711603		Prob > F	=	0.0000
Residual	249.391454	28	8.90683764		R-squared	=	0.7901
					Adj R-squared	=	0.7826
Total	1188.10306	29	40.9690709		Root MSE	=	2.9844

bmxwt	Coefficient	Std. err.	t	P>|t|	[95% conf. interval]	
bmxht	.4293041	.0418178	10.27	0.000	.3436443	.5149639
_cons	-26.19692	4.423575	-5.92	0.000	-35.2582	-17.13563

3. 残差方差齐性的检验

```
. estat imtest,white
```

```
White's test
H0: Homoskedasticity
Ha: Unrestricted heteroskedasticity

    chi2(2) =    8.37
Prob > chi2 = 0.0153
```

Cameron & Trivedi's decomposition of IM-test

Source	chi2	df	p
Heteroskedasticity	8.37	2	0.0153
Skewness	7.67	1	0.0056
Kurtosis	1.72	1	0.1903
Total	17.75	4	0.0014

在给定显著性水平 α=0.05 的情况下,$P < 0.05$,拒绝残差的方差是恒定的零假设。

二、异方差的后果

普通最小二乘法估计量依然无偏、一致且渐近正态,因为在证明这些性质时并未用到"同方差"的假定。

在异方差的情况下,如果使用普通标准误,将低估自变量系数的真实标准误,导致不正确的统计推断,t 检验、F 检验失效。

高斯 - 马尔可夫定理不再成立,普通最小二乘法不再是最佳线性无偏估计。

三、异方差的处理

(一)使用"OLS + 稳健标准误"

"异方差稳健的标准误"简称"稳健标准误",OLS+ 稳健标准误回归方法并不会改变模型的系数,只是使用稳健标准误。通常,OLS 标准误放在圆括号()中,而异方差稳健标准误放在方括号[ ]中。

OLS 回归,使用稳健标准误,是目前通用的方法。只要样本容量较大(n >30),即使在异方差的情况下,若使用稳健标准误,则所有参数估计、假设检验均可照常进行。

1. 稳健标准误

在 reg 命令后加选项"robust"

```
. reg bmxwt bmxht,robust
```

```
Linear regression                               Number of obs   =         30
                                                F(1, 28)        =      45.84
                                                Prob > F        =     0.0000
                                                R-squared       =     0.7901
                                                Root MSE        =     2.9844
```

| | | Robust | | | | |
bmxwt	Coefficient	std. err.	t	P>|t|	[95% conf. interval]
bmxht	.4293041	.0634061	6.77	0.000	.2994226	.5591857
_cons	-26.19692	6.266187	-4.18	0.000	-39.03262	-13.36121

2. 替代稳健标准误

替代稳健标准误加选项"vce(hc2)"或"vce(hc3)",小样本使用替代稳健标准误更安全。

(1)选项"vce(hc2)"

. reg bmxwt bmxht,vce(hc2)

```
Linear regression                               Number of obs   =         30
                                                F(1, 28)        =      41.17
                                                Prob > F        =     0.0000
                                                R-squared       =     0.7901
                                                Root MSE        =     2.9844
```

| | | Robust HC2 | | | | |
bmxwt	Coefficient	std. err.	t	P>|t|	[95% conf. interval]
bmxht	.4293041	.0669105	6.42	0.000	.2922442	.566364
_cons	-26.19692	6.613693	-3.96	0.000	-39.74445	-12.64938

(2)选项"vce(hc3)"

. reg bmxwt bmxht,vce(hc3)

```
Linear regression                               Number of obs   =         30
                                                F(1, 28)        =      34.47
                                                Prob > F        =     0.0000
                                                R-squared       =     0.7901
                                                Root MSE        =     2.9844
```

| | | Robust HC3 | | | | |
bmxwt	Coefficient	std. err.	t	P>|t|	[95% conf. interval]
bmxht	.4293041	.0731249	5.87	0.000	.2795147	.5790936
_cons	-26.19692	7.2291	-3.62	0.001	-41.00506	-11.38878

　　普通最小二乘法与异方差稳健标准误回归的回归系数的点估计是相同的，普通最小二乘法回归报告回归系数的 95%置信区间与稳健标准误回归报告自变量回归系数的95%置信区间略有不同。

(二)广义最小二乘法(GLS)

GLS 的基本思想是,通过变量转换,使得转换后的模型满足球型扰动项的假定。

通过变量转换,使得变化后的模型满足扰动项同方差的假定,然后进行 OLS 估计。

1.幂阶梯变换结果

命令 ladder 的功能在于搜索幂级数的子集(Tukey,1977),尝试幂阶梯上的每一种幂并逐个反馈结果是否显著地为正态或者非正态, 使用户可以非常方便地找到将变量转换为正态分布变量的有效方式。

```
. ladder bmxwt
Transformation        Formula           chi2(2)  Prob > chi2

Cubic                 bmxwt^3            35.60       0.000
Square                bmxwt^2            26.03       0.000
Identity              bmxwt             12.98       0.002
Square root           sqrt(bmxwt)        6.72       0.035
Log                   log(bmxwt)         1.83       0.400
1/(Square root)       1/sqrt(bmxwt)      0.22       0.896
Inverse               1/bmxwt            2.43       0.297
1/Square              1/(bmxwt^2)       11.49       0.003
1/Cubic               1/(bmxwt^3)       21.51       0.000
```

其中,chi2(2):卡方检验统计量;Prob > chi2:正态性检验的 P 值。

上述结果共包含 9 种转换方式,有 3 种转换后数据服从正态分布($P>0.1$),从中选择具有最小 chi2(2)值的平方根倒数变换。

2.幂阶梯变换的直方图矩阵(图 8-18)

```
. gladder bmxwt,ylabel(none) xlabel(none)
```

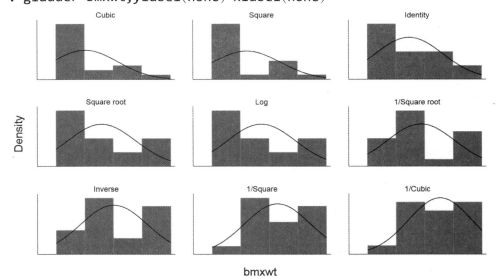

图 8-18　幂阶梯变换的直方图矩阵

命令 gladder 的功能在于根据 ladder 变换的结果展示出 9 个变换的直方图,从而可以更直观地看出幂阶梯和正态分布检验有效结合的结果。

3. 变量幂阶梯变换的 QQ 图矩阵(图 8-19)

. qladder bmxwt,ylabel(none) xlabel(none)

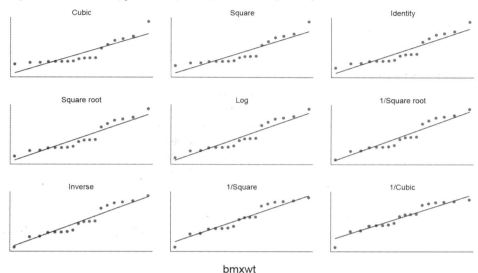

图 8-19 幂阶梯变换的 QQ 图矩阵

命令 qladder 与 gladder 类似,区别是 qladder 显示变量变换的分位数,根据幂级数与正态分布的分位数进行比较。

4. 因变量平方根倒数变换后的回归结果

. gen sqrt_wt=1/sqrt(bmxwt)

. reg sqrt_wt bmxht

Source	SS	df	MS			
				Number of obs	=	30
				F(1, 28)	=	176.34
Model	.032789546	1	.032789546	Prob > F	=	0.0000
Residual	.005206458	28	.000185945	R-squared	=	0.8630
				Adj R-squared	=	0.8581
Total	.037996004	29	.001310207	Root MSE	=	.01364

sqrt_wt	Coefficient	Std. err.	t	P>|t|	[95% conf. interval]	
bmxht	-.0025373	.0001911	-13.28	0.000	-.0029287	-.0021459
_cons	.5049451	.0202117	24.98	0.000	.4635432	.546347

5. 异方差检验

. estat imtest,white

```
White's test
H0: Homoskedasticity
Ha: Unrestricted heteroskedasticity

   chi2(2) =    0.03
Prob > chi2 = 0.9858
```

```
Cameron & Trivedi's decomposition of IM-test
```

Source	chi2	df	p
Heteroskedasticity	0.03	2	0.9858
Skewness	1.08	1	0.2987
Kurtosis	0.93	1	0.3344
Total	2.04	4	0.7283

在给定显著性水平 α=0.05 的情况下,P >0.05, 不能拒绝残差的方差是恒定的零假设。

第七节　稳健回归

离群值对线性回归的结果影响很大,直接剔除离群值又不太合适。稳健回归通过对数据中各样本赋予不同的权重来减小离群值对回归方程的影响, 可以作为最小二乘法的替代。

Stata 稳健回归使用 rreg 命令,首先根据 Cook 距离大于 1 进行初始筛选,以消除总异常值在计算起始值之前,然后执行 Huber 迭代。

1. 稳健回归

```
. import delimited "D:\Stata\data\nhanes3.csv",clear
. keep if ridageyr<7
. keep bmxwt bmxht
. set seed 9
. sample 18,count
. rreg bmxwt bmxht, genwt(w)
  Huber iteration 1:  Maximum difference in weights = .78659622
  Huber iteration 2:  Maximum difference in weights = .19072328
  Huber iteration 3:  Maximum difference in weights = .03598212
Biweight iteration 4:  Maximum difference in weights = .21089159
Biweight iteration 5:  Maximum difference in weights = .06340789
Biweight iteration 6:  Maximum difference in weights = .02935674
Biweight iteration 7:  Maximum difference in weights = .00524463
```

```
Robust regression                               Number of obs   =       18
                                                F(  1,     16) =    78.51
                                                Prob > F        =   0.0000
```

bmxwt	Coefficient	Std. err.	t	P>|t|	[95% conf. interval]
bmxht	.3149231	.0355425	8.86	0.000	.2395763	.3902699
_cons	-14.82675	3.756844	-3.95	0.001	-22.7909	-6.862593

2. 简单线性回归和稳健回归结果对比

`. reg bmxwt bmxht`

Source	SS	df	MS			
Model	481.361414	1	481.361414	Number of obs	=	18
Residual	192.483095	16	12.0301934	F(1, 16)	=	40.01
				Prob > F	=	0.0000
				R-squared	=	0.7144
				Adj R-squared	=	0.6965
Total	673.844509	17	39.6379123	Root MSE	=	3.4685

bmxwt	Coefficient	Std. err.	t	P>|t|	[95% conf. interval]
bmxht	.3657428	.0578198	6.33	0.000	.2431703	.4883152
_cons	-19.66711	6.111548	-3.22	0.005	-32.62302	-6.711211

简单线性回归的回归系数和稳健回归的系数不同。由于降低了离群值的权重,文件回归的斜率变小。

3. 稳健回归的样本权重

`. summarize w, detail`

```
                        Robust Regression Weight
```

	Percentiles	Smallest		
1%	0	0		
5%	0	.3593826		
10%	.3593826	.6515686	Obs	18
25%	.8322853	.7397737	Sum of wgt.	18
50%	.9564456		Mean	.8438288
		Largest	Std. dev.	.2669281
75%	.9920991	.9961125		
90%	.9992073	.9982482	Variance	.0712506
95%	.9998464	.9992073	Skewness	-2.205652
99%	.9998464	.9998464	Kurtosis	6.965687

样本权重最小值为0,最大值为0.999 8。

4. 显示样本权重为0的观测记录(样本)

`. list bmxwt bmxht w if w==0`

	bmxwt	bmxht	w
10.	35.9	123.5	0

5. 样本权重排序

```
. sort w
. list
```

	bmxwt	bmxht	w
1.	35.9	123.5	0
2.	16.4	115.3	.35938261
3.	17.8	114.8	.65156859
4.	26.1	120.4	.73977371
5.	14.7	86.2	.83228527
6.	21.2	109	.91276351
7.	23	115	.92159954
8.	12.8	92.1	.94206193
9.	20.5	108.3	.95458283
10.	17.8	107.3	.95830834
11.	23.5	124.7	.97236305
12.	9.9	81.3	.97638947
13.	14.4	90.4	.98232581
14.	13.2	90.6	.99209906
15.	17.1	102.5	.99611253
16.	23.3	120.3	.99824818
17.	17.2	102.2	.99920732
18.	10.8	81.6	.99984636

在 OLS 回归中，所有样本点的权重都是 1。在稳健回归中，一般而言，残差较大的观察值权重较小，权重为 1 的样本点越多，其回归结果与 OLS 结果越相近。

第八节　子样本回归

一、子样本回归的第一种方法

```
. import delimited "D:\Stata\data\nhanes3.csv",clear
. keep if ridageyr<7
. reg bmxwt bmxht if riagendr==1
```

Source	SS	df	MS			
Model	7250.63977	1	7250.63977			
Residual	3058.12328	402	7.60727184			
Total	10308.7631	403	25.5800572			

				Number of obs	=	404
				F(1, 402)	=	953.12
				Prob > F	=	0.0000
				R-squared	=	0.7033
				Adj R-squared	=	0.7026
				Root MSE	=	2.7581

bmxwt	Coefficient	Std. err.	t	P>|t|	[95% conf. interval]	
bmxht	.3698895	.0119811	30.87	0.000	.346336	.3934431
_cons	-20.27862	1.273425	-15.92	0.000	-22.78202	-17.77522

二、子样本回归的第二种方法(使用 bysort 命令)

. bysort riagendr:reg bmxwt bmxht

Source	SS	df	MS			
Model	7250.63977	1	7250.63977			
Residual	3058.12328	402	7.60727184			
Total	10308.7631	403	25.5800572			

				Number of obs	=	404
				F(1, 402)	=	953.12
				Prob > F	=	0.0000
				R-squared	=	0.7033
				Adj R-squared	=	0.7026
				Root MSE	=	2.7581

bmxwt	Coefficient	Std. err.	t	P>|t|	[95% conf. interval]	
bmxht	.3698895	.0119811	30.87	0.000	.346336	.3934431
_cons	-20.27862	1.273425	-15.92	0.000	-22.78202	-17.77522

-> riagendr = 2

Source	SS	df	MS			
Model	9606.00085	1	9606.00085			
Residual	3491.44215	428	8.15757513			
Total	13097.443	429	30.5301702			

				Number of obs	=	430
				F(1, 428)	=	1177.56
				Prob > F	=	0.0000
				R-squared	=	0.7334
				Adj R-squared	=	0.7328
				Root MSE	=	2.8561

bmxwt	Coefficient	Std. err.	t	P>|t|	[95% conf. interval]	
bmxht	.3986523	.0116173	34.32	0.000	.3758183	.4214862
_cons	-23.36598	1.21879	-19.17	0.000	-25.76154	-20.97042

上述第一种方法,是选取性别为男的学龄前儿童体重身高数据进行回归;第二种方法是分别对男孩和女孩的体重身高进行回归。

第九章 多元线性回归

第一节 概 述

简单线性回归是一个主要影响因素作为自变量来解释因变量的变化，在现实问题研究中,因变量的变化往往受几个重要因素的影响,此时就需要用两个或两个以上的影响因素作为自变量来解释因变量的变化。

一、二元线性回归

有两个自变量的线性回归,称为二元线性回归。

设 Y 为因变量,X_1,X_2 为自变量,当自变量与因变量之间为线性关系时,二元线性回归模型为 $Y=\beta_0+\beta_1 X_1+\beta_2 X_2=\varepsilon$。

在三维环境中,有两个自变量变量和一个因变量,最小二乘回归线变成了一个回归平面,回归平面的选定使每个观测值和该平面之间的垂直距离平方和最小化。

二元线性回归示意图见图 9-1。

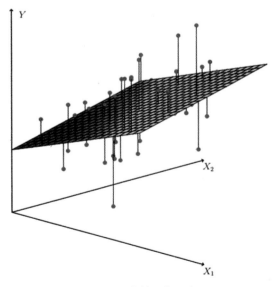

图 9-1 二元线性回归示意图

二、多元线性回归

设 Y 为因变量，$X_1, X_2, \cdots, X_p$ 为自变量，并且自变量与因变量之间为线性关系时，则多元线性回归模型为

$$Y = \beta_0 + \beta_1 X_1 + \beta_2 X_2 + \cdots + \beta_p X_p + \varepsilon$$

其中，β_0 为常数项，又称为截距；X_j 代表第 j 个预测变量，β_j 为自变量 X_j 对 Y 的偏回归系数，在所有其他预测变量保持不变的情况下，X_j 增加一个单位，因变量 Y 的平均值变化 β_j 个单位；ε 为随机误差项，又称残差，是因变量 Y 的变化中不能用自变量 X 解释的部分。

变量 X_j 可能来自不同的源：

①定量输入；

②定量输入的变换，如对数、方根或平方；

③基展开，如 $X_2 = X_1^2, X_3 = X_1^3$；

④定性输入级的数值或"哑"编码；

⑤变量间的交互作用，如 $X_3 = X_1 X_2$，无论 X_j 的源是什么，模型在其参数上都是线性的；

⑥引用变量的整体时，使用大写字母，如 X、Y 或 G，观测值用小写字母表示，X 的第 i 个观测值记做 x_i。

多元线性回归模型的回归系数 $\beta_0, \beta_1, \beta_2, \cdots, \beta_p$ 用最小二乘法估计，使残差平方和最小。

$$\begin{aligned} \text{RSS} &= \sum_{i=1}^{n} (y_i - \hat{y}_i)^2 \\ &= \sum_{i=1}^{n} (y_i - \hat{\beta}_0 - \hat{\beta}_1 x_{i1} - \hat{\beta}_2 x_{i2} - \cdots - \hat{\beta}_p x_{ip})^2 \end{aligned}$$

当变量个数 p 大于或者等于观测数 n 时，最小二乘法将无法实施！

在多元线性回归模型中，所有的回归系数是否均为零，即 $\beta_1 = \beta_2 = \cdots = \beta_p = 0$ 是否成立，需要用 F 检验回答这个问题。

零假设　　　$H_0 : \beta_1 = \beta_2 = \cdots = \beta_p = 0$

备择假设　　$H_1 :$ 至少有一个 β_j 不为零

$$F = \frac{(\text{TSS} - \text{RSS})/p}{\text{RSS}/(n-p-1)}$$

其中，$\text{TSS} = \sum_{i=1}^{n} (y_i - \bar{y})^2$，$\text{RSS} = \sum_{i=1}^{n} (y_i - \hat{y})^2$

多元线性回归模型的应用需要满足如下前提条件：

①因变量 Y 为定量数据；

②自变量 X 个数大于等于 2（定量数据和定类数据均可）；

③自变量 X 与因变量 Y 之间存在线性关系；

④自变量之间不存在严重的多重共线性；

⑤各观测值之间相互独立，即残差之间不存在自相关；

⑥残差服从均值为 0，方差为 σ^2 的正态分布。

两个最常见的衡量模型拟合优劣的指标是 RSE 和 R^2(方差的解释比例),若 R^2 的值接近 1,则表明该模型能解释响应变量的大部分方差。

第二节　基于 Stata 的多元线性回归

在 Stata 中进行多元回归的命令为 regress $y\ x_1\ x_2\ x_3$,其中,y 为被解释变量,x_1、x_2、x_3 为解释变量。

1. 回归数据的描述

```
. use "D:\Stata\data\NHANES2017.dta",clear
. set seed 626
. sample 60,count
. des
Contains data from D:\Stata\data\NHANES2017.dta
 Observations:            60
 Variables:               10                    1 Jul 2024 19:17
```

Variable name	Storage type	Display format	Value label	Variable label
seqn	double	%10.0g		Respondent sequence number
riagendr	double	%10.0g		Gender
ridageyr	double	%10.0g		Age in years at screening
bmxwt	double	%10.0g		Weight (kg)
bmxht	double	%10.0g		Standing Height (cm)
bmxleg	double	%10.0g		Upper Leg Length (cm)
bmxarml	double	%10.0g		Upper Arm Length (cm)
bmxarmc	double	%10.0g		Arm Circumference (cm)
bmxwaist	double	%10.0g		Waist Circumference (cm)
bmxhip	double	%10.0g		Hip Circumference (cm)

回归数据采用 NHANES2017 周期的人口统计和人体测量数据合并后的子集,其中,seqn——响应者序列号,riagendr——性别,ridageyr——年龄,bmxwt——重量(kg),bmxht——站立高度 (cm),bmxleg——腿长度 (cm),bmxarml——上臂长度(cm),bmxarmc——臂围(cm),bmxwaist——腰围(cm),bmxhip——臀围(cm)。

2. 散点图矩阵(图 9-2)

```
. graph matrix  bmxwt bmxht bmxleg bmxarml ///
> bmxarmc bmxwaist bmxhip,half
```

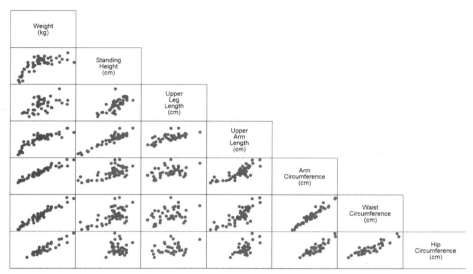

图 9-2　散点图矩阵

3. 相关系数矩阵

. pwcorr bmxwt bmxht bmxleg bmxarml bmxarmc///

> bmxwaist bmxhip,sig star(.05)

	bmxwt	bmxht	bmxleg	bmxarml	bmxarmc	bmxwaist	bmxhip
bmxwt	1.0000						
bmxht	0.7312*	1.0000					
	0.0000						
bmxleg	0.5249*	0.7268*	1.0000				
	0.0003	0.0000					
bmxarml	0.8608*	0.9298*	0.6990*	1.0000			
	0.0000	0.0000	0.0000				
bmxarmc	0.9561*	0.6595*	0.4127*	0.8186*	1.0000		
	0.0000	0.0000	0.0060	0.0000			
bmxwaist	0.9636*	0.6410*	0.3550*	0.7978*	0.9642*	1.0000	
	0.0000	0.0000	0.0195	0.0000	0.0000		
bmxhip	0.9101*	0.0537	0.2351	0.6057*	0.8823*	0.8888*	1.0000
	0.0000	0.7521	0.1675	0.0001	0.0000	0.0000	

带"*"的为显著性水平小于或等于 5% 的相关系数。

4. 自变量全部为连续变量的多元回归

```
. reg bmxwt bmxht bmxleg bmxarml bmxarmc bmxwaist bmxhip
```

Source	SS	df	MS			
				Number of obs	=	36
				F(6, 29)	=	143.38
Model	20298.5343	6	3383.08904	Prob > F	=	0.0000
Residual	684.265748	29	23.5953706	R-squared	=	0.9674
				Adj R-squared	=	0.9606
Total	20982.8	35	599.508571	Root MSE	=	4.8575

bmxwt	Coefficient	Std. err.	t	P>|t|	[95% conf. interval]	
bmxht	.7572474	.1501544	5.04	0.000	.4501473	1.064348
bmxleg	-.0058351	.3344369	-0.02	0.986	-.6898354	.6781651
bmxarml	-.2900998	.5818528	-0.50	0.622	-1.480122	.8999229
bmxarmc	.7600336	.3677838	2.07	0.048	.0078314	1.512236
bmxwaist	.5202053	.1340497	3.88	0.001	.246043	.7943676
bmxhip	.5771543	.1232325	4.68	0.000	.3251155	.829193
_cons	-170.2907	16.08089	-10.59	0.000	-203.1798	-137.4016

5. 自变量包含用数字表达类别的定性变量

```
. reg bmxwt bmxht bmxleg bmxarml bmxarmc bmxwaist bmxhip i.riagendr
```

Source	SS	df	MS			
				Number of obs	=	36
				F(7, 28)	=	127.35
Model	20343.8052	7	2906.25789	Prob > F	=	0.0000
Residual	638.994773	28	22.8212419	R-squared	=	0.9695
				Adj R-squared	=	0.9619
Total	20982.8	35	599.508571	Root MSE	=	4.7772

bmxwt	Coefficient	Std. err.	t	P>|t|	[95% conf. interval]	
bmxht	.5750521	.1963171	2.93	0.007	.1729147	.9771894
bmxleg	-.1000263	.335635	-0.30	0.768	-.7875434	.5874908
bmxarml	-.1247606	.5841455	-0.21	0.832	-1.321328	1.071807
bmxarmc	.5658998	.3870732	1.46	0.155	-.2269837	1.358783
bmxwaist	.4756535	.1355741	3.51	0.002	.1979426	.7533645
bmxhip	.7347359	.1649421	4.45	0.000	.3968674	1.072604
2.riagendr	-4.885153	3.468469	-1.41	0.170	-11.98999	2.219685
_cons	-145.5475	23.63759	-6.16	0.000	-193.9669	-97.12808

6. 自变量包含用字符表达类别的定性变量

```
. import delimited "D:\2024Stata\data\NHANES2009.csv"
. xi:reg weight height i.gender
```

在回归分析中,当自变量为定类数据时,需要将其转化为虚拟变量才能正确纳入模型进行分析。

一般情况下,如果定性因素有 m 个相互排斥的类型或属性,只能引入 $(m-1)$ 个虚拟变量,一个作为对比参考项。

在回归分析中,虚拟变量的系数解释了相对于基准类别或其他类别时,自变量对因变量的影响程度。

7. 报告标准化系数,加选项"beta"

`. reg bmxwt bmxht bmxleg bmxarml bmxarmc bmxwaist bmxhip,beta`

Source	SS	df	MS		
Model	20298.5343	6	3383.08904	Number of obs = 36	
Residual	684.265748	29	23.5953706	F(6, 29) = 143.38	
				Prob > F = 0.0000	
				R-squared = 0.9674	
				Adj R-squared = 0.9606	
Total	20982.8	35	599.508571	Root MSE = 4.8575	

bmxwt	Coefficient	Std. err.	t	P>|t|	Beta
bmxht	.7572474	.1501544	5.04	0.000	.2911382
bmxleg	-.0058351	.3344369	-0.02	0.986	-.0008271
bmxarml	-.2900998	.5818528	-0.50	0.622	-.0357194
bmxarmc	.7600336	.3677838	2.07	0.048	.201317
bmxwaist	.5202053	.1340497	3.88	0.001	.3867491
bmxhip	.5771543	.1232325	4.68	0.000	.3658622
_cons	-170.2907	16.08089	-10.59	0.000	.

标准化系数 beta,也称为 Beta 系数或标准化回归系数,在统计学和数据分析中具有重要的意义。

标准化系数 beta 的意义如下。

比较影响关系大小:在线性回归模型中,标准化系数 beta 可以用来对比有显著关系的自变量对因变量影响关系的大小。Beta 值大于 0 时表示正向影响,该值越大说明正向影响越大;Beta 值小于 0 时表示负向影响,该值越小说明负向影响越大。

消除量纲影响:标准化回归系数是对自变量和因变量同时进行标准化处理后所得到的回归系数。数据经过标准化处理后消除了量纲、数量级等差异的影响,使得不同变量之间具有可比性。

精确反映关系:标准化系数代表了自变量和因变量之间的相关关系,标准化处理可以使得结果更精确,减少因为单位不同而造成的误差。

总的来说,标准化系数 beta 在回归分析中是一个重要的指标,它不仅可以用来比较不同自变量对因变量的影响大小,还可以消除量纲和数量级的影响,更精确地反映变量之间的关系。

第三节 回归诊断

一、残差分析

1. 残差的方差齐性检验

```
. use "D:\Stata\data\NHANES2017.dta",clear
. set seed 626
. sample 60,count
. drop _merge
. reg bmxwt bmxht bmxleg bmxarml bmxarmc bmxwaist bmxhip
. estat imtest,white
White's test
H0: Homoskedasticity
Ha: Unrestricted heteroskedasticity

   chi2(27) =  31.66
Prob > chi2 = 0.2448

Cameron & Trivedi's decomposition of IM-test
```

Source	chi2	df	p
Heteroskedasticity	31.66	27	0.2448
Skewness	5.48	6	0.4845
Kurtosis	0.31	1	0.5748
Total	37.45	34	0.3136

$P > 0.05$,在 0.05 的显著性水平上不能拒绝方差齐性的零假设。

2. 残差的正态性检验

```
. predict resid, residuals
. swilk resid
          Shapiro-Wilk W test for normal data
```

Variable	Obs	W	V	z	Prob>z
resid	36	0.95760	1.546	0.911	0.18106

$P > 0.05$,在 0.05 的显著性水平上不能拒绝正态性的零假设。

3. 拟合值 – 残差图(图 9-3)

拟合值 – 残差图见图 9-3。

. rvfplot, yline(0)

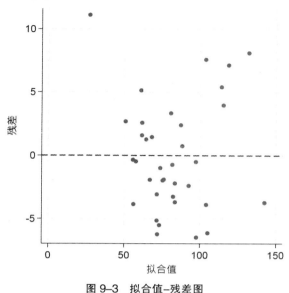

图9-3　拟合值–残差图

二、离群点

离群点是指 y_i 远离模型预测值的点。

学生化残差绝对值大于 3 的观测点可能是离群点。

如果能确信某个离群点是由数据采集或记录中的错误导致的，可以直接删除此观测点。如果一个离群点不是由于失误导致的,可能暗示模型存在缺陷,比如缺少自变量。

. predict rstud, rstudent

(24 missing values generated)

. list rstud if (abs(rstud) >=2 & abs(rstud)<.)

	rstud
29.	2.899731
44.	2.129662
60.	2.362202

结果显示,学生残差最大值为 2.899。

. predict D,cooksd

(24 missing values generated)

list D if (D>=0.5 & D<.)

	D
44.	.5030873
60.	.5001114

库克距离最大值为 0.503。由于计算过程中结果有缺失值,Stata 缺失值符号为".",在列表显示结果时需要加"<."。

三、高杠杆点

高杠杆点表示观测点 x_i 是异常的。高杠杆的观测往往对回归直线的估计有很大的影响。如果一些观测对最小二乘线有重大影响,那么它们值得特别关注,这些点出现任何问题都可能使整个拟合失效。因此,找出高杠杆观测是十分重要的。

图 9-4 上的线条显示了杠杆的平均值和(归一化)残差的平方。水平线以上的点,杠杆率高于平均水平;垂直线右侧的点,残差大于平均值。

. lvr2plot

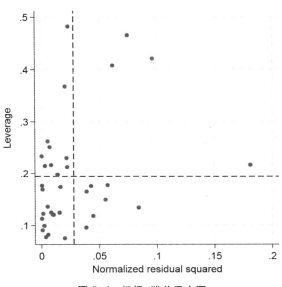

图 9-4 杠杆-残差平方图

四、共线性检验

共线性是指两个或更多的预测变量高度相关。

评估多重共线性的方式是计算方差膨胀因子 (VIF),VIF 的最小可能值是 1,表示完全不存在共线性。

多重共线性是普遍存在的,轻微的多重共线性问题可不采取措施,如果 VIF 值大于10 说明共线性很严重,这种情况需要处理;如果 VIF 值在 5 以下不需要处理,如果 VIF 为 5~10 视情况而定。

由于共线性降低了回归系数估计的准确性,导致 $\hat{\beta}_j$ 的标准误增大,t 统计量是由 $\hat{\beta}_j$ 除以其标准误得到的,所以,共线性导致 t 统计量下降,可能无法拒绝 $H_0:\beta_j=0$,正确的检测出非零系数的概率减小了,可能将重要的解释变量排除在模型之外。

变大的方差容易使区间预测的"区间"变大。共线性使模型估计失真或难以估计准确,预测功能失效。

解决办法:

①最优子集选择(全子集回归)和逐步回归,是排除引起共线性的变量,解决多重共线性比较常用方法;

②增大样本量,使样本量要远远大于自变量个数;

③回归系数的有偏估计(Lasso 回归)。

```
. vif
```

Variable	VIF	1/VIF
bmxwaist	8.83	0.113220
bmxarmc	8.44	0.118490
bmxhip	5.43	0.184273
bmxarml	4.56	0.219091
bmxht	2.96	0.337415
bmxleg	2.00	0.500453
Mean VIF	5.37	

方差膨胀因子最大值为 8.83,没有严重的多重共线性。

第四节　最优子集选择

从 p 个特征(预测变量)中任意选择 1 个,建立 $C(p,1)$ 个模型,从中选择最优的一个;从 p 个特征中任意选择 2 个,建立 $C(p,2)$ 个模型,从中选择最优的一个;用全部 p 个特征建立 1 个模型;共选出 p 个模型,根据 R^2、Cp、BIC 等指标,从上述选出的 p 个模型中选择一个最优模型。

R^2、Cp、BIC 是用来评价模型的统计量,Cp(测试均方误差的无偏估计)、BIC(贝叶斯信息准则)数值越小,模型测试误差越低,选择 Cp 和 BIC 最低的模型为最优模型。

若有 p 个解释变量,则存在 2^p 个可用于建模的变量子集,随着 p 值增大,全子集回归计算量明显增大,这种方法适用于预测变量个数 $p < 40$ 的情况。

Stata 最优子集选择使用 subset 命令。subset 是 R 函数中 regsubsets 的 Stata 包装器,提供了"最优子集选择""向后逐步回归"和"向前逐步回归"。

首先需要安装 subset 命令。

```
. ssc install subset, replace
```

同时电脑中确保安装了 R,并且已经安装了 "foreign","MASS","ISLR","leaps","plyr" R 包。

subset 命令语法:

subset outcome [varlist] [if] [in], model(modeltype) rversion(R_version) [nvmax(number) index_values(filename) matrix_results(filename) optimal_vars (filename)]

model（modeltype），指定需要估计的模型形式，可供选择的模型形式有 best_subset,backward,forward。

rversion(R_version)，指定系统中所使用的 R 版本。

nvmax（number），指定需要展示的最佳变量集的最大阶数。允许的最大阶数为 3 阶，也就是模型中允许存在各个协变量之间的最高为 3 阶的交互项。

index_values(filename)，指定 .dta 文件的名称，该文件包含调整后的 R^2、CP 和 BIC 用于寻找协变量的最终最优数量。

matrix_results(filename)，指定包含结果矩阵的 .dta 文件的名称，即每个特定协变量模型数下的的最佳协变量数量。

optimal_vars(filename)，指定 .dta 文件的名称，该文件包含每个协变量模型数的最优协变量名称

```
use "D:\Stata\data\NHANES2017.dta",clear
set seed 626
sample 60,count
drop _merge
subset bmxwt bmxht bmxleg bmxarml bmxarmc bmxwaist bmxhip,
model(best_subset) rversion(4.3.2) nvmax(1)
index_values    ("best_index")    matrix_results    ("best_results")
optimal_vars("best_vars")
```

运行上述命令后，会在 R 中通过 regsubsets 函数，按照选择项的要求来实现最优子集选择分析，筛选出最佳的协变量组合。

```
. use "D:\Stata\data\NHANES2017.dta",clear
. set seed 626
. sample 60,count
. drop _merge
. subset bmxwt bmxht bmxleg bmxarml bmxarmc bmxwaist ///
> bmxhip,model(best_subset) rversion(4.3.2) nvmax(1) ///
>     index_values("best_    index")    matrix_results("best_    results")
optimal_vars("best_ vars")
C:\Users\Administrator\Documents
--> Beginning of R output from source file: mysubset.R
R version 4.3.2 (2023-10-31 ucrt) -- "Eye Holes"
Copyright (C) 2023 The R Foundation for Statistical Computing
Platform: x86_64-w64-mingw32/x64 (64-bit)
> list.of.packages <- c("foreign","MASS","ISLR","leaps","plyr")
```

```
> new.packages <- list.of.packages [! (list.of.packages % in% installed.
packages()[,"Package"])]
>   if(length(new.packages))   install.packages(new.packages,   repos='http:
//cran.us.r-project.org')
> library("foreign")
> # Loading the data
> library(foreign)
> my_data <- read.csv("mydata.csv", sep=",")
> WD <- getwd()
> setwd(WD)
> data<-as.data.frame(my_data)
> y <- data[,1]
> x <- data[2:ncol(my_data)]
> data <-cbind(y,x)
> # Load libraries
> library(MASS)
> library(plyr)
##############################################################################
> # Fit 'Best Subset Selection'
##############################################################################
> library(ISLR)
> attach(data)
> names(data)
[1] "y"       "bmxht"       "bmxleg"       "bmxarml"    "bmxarmc"    "bmxwaist"   "bmxhip"

> dim(data)
[1] 60   7
> library(leaps)
##############################################################################
> K <-1
> K
[1] 1
> if (K==1){
+ regfit.full=regsubsets(y~.,data=data,nvmax=19)
+ }
> if (K==2) {
+ regfit.full=regsubsets(y~.,data=data,nvmax=19,method="backward")
+ }
```

```
> if (K==3){
+ regfit.full=regsubsets(y~.,data=data,nvmax=19,method="forward")
+ }
##############################################################################
> reg.summary=summary(regfit.full)
##############################################################################
> # Summary of results for Best Subset Selection
##############################################################################
> reg.summary
Subset selection object
Call: regsubsets.formula(y ~ ., data = data, nvmax = 19)
6 Variables  (and intercept)
          Forced in Forced out
bmxht
bmxleg
bmxarml
bmxarmc
bmxwaist
bmxhip
1 subsets of each size up to 6
Selection Algorithm: exhaustive
          bmxht bmxleg bmxarml bmxarmc bmxwaist bmxhip
1 ( 1 ) " "    " "    " "     " "     "*"      " "
2 ( 1 ) "*"    " "    " "     " "     "*"      " "
3 ( 1 ) "*"    " "    " "     " "     "*"      "*"
4 ( 1 ) "*"    " "    " "     "*"     "*"      "*"
5 ( 1 ) "*"    " "    "*"     "*"     "*"      "*"
6 ( 1 ) "*"    "*"    "*"     "*"     "*"      "*"
##############################################################################
> attach(reg.summary)
> names(reg.summary)
[1] "which" "rsq"    "rss"    "adjr2"  "cp"      "bic"     "outmat" "obj"
> A <- as.data.frame(reg.summary[1])
> write.dta(A, "best_sub.dta")
> par(mar=c(1,1,1,1))
> plot(regfit.full,scale="r2")
> par("mar")
[1] 7.1 5.1 6.1 3.1
```

```
> plot(regfit.full,scale="adjr2")
> plot(regfit.full,scale="Cp")
> plot(regfit.full,scale="bic")
###################################################################
> # Optimal model according to the Adjusted-R2 criterion
###################################################################
> coef(regfit.full,which.max(adjr2))
 (Intercept)        bmxht       bmxarmc      bmxwaist        bmxhip
-169.4701144    0.7028911     0.6865547     0.5275860     0.5662471
> A1 <- coef(regfit.full,which.max(adjr2))
> B1<-names(A1)
> C1<-length(B1)
> Adjr2=B1[2:C1]
> y1 <- matrix(Adjr2, nrow=C1-1, ncol=1)
> plot(adjr2,xlab="Number of Variables",ylab="Adjusted-R2",type="b")
###################################################################
###################################################################
> # Optimal model according to the Cp criterion
###################################################################
> coef(regfit.full,which.min(cp))
 (Intercept)        bmxht       bmxarmc      bmxwaist        bmxhip
-169.4701144    0.7028911     0.6865547     0.5275860     0.5662471
> A2 <- coef(regfit.full,which.min(cp))
> B2<-names(A2)
> C2<-length(B2)
> CP=B2[2:C2]
> y2 <- matrix(CP, nrow=C2-1, ncol=1)
> plot(cp,xlab="Number of Variables",ylab="Cp",type="b")
###################################################################
###################################################################
> # Optimal model according to the BIC criterion
###################################################################
> coef(regfit.full,which.min(bic))
 (Intercept)        bmxht       bmxarmc      bmxwaist        bmxhip
-169.4701144    0.7028911     0.6865547     0.5275860     0.5662471
> A3 <- coef(regfit.full,which.min(bic))
> B3<-names(A3)
> C3<-length(B3)
```

```
> BIC=B3[2:C3]
> y3 <- matrix(BIC, nrow=C3-1, ncol=1)
> plot(bic,xlab="Number of Variables",ylab="BIC",type="b")
###########################################################################
> matLis <- list(y1,y2,y3)
> n <- max(sapply(matLis, nrow))
> H <- do.call(cbind, lapply(matLis, function (x) rbind(x, matrix(,
n-nrow(x), ncol(x)))))
> H <- as.data.frame(H)
> names(H) <- c("AdjR2", "CP", "BIC")
> write.dta(H, "best_sub.dta")
###########################################################################
> Q2 <- as.data.frame(reg.summary[[2]])
> Q3 <- as.data.frame(reg.summary[[3]])
> Q4 <- as.data.frame(reg.summary[[4]])
> Q5 <- as.data.frame(reg.summary[[5]])
> Q6 <- as.data.frame(reg.summary[[6]])
> best_sub <- cbind(Q2,Q3,Q4,Q5,Q6)
> best_sub <- rename(best_sub,c("reg.summary[[2]]"="RSQ",
+    "reg.summary[[3]]"="RSS",
+    "reg.summary[[4]]"="adjR2",
+    "reg.summary[[5]]"="CP",
+    "reg.summary[[6]]"="BIC"))
> ID = seq(dim(best_sub)[1])
> best_sub <- cbind(best_sub,ID)
> write.dta(best_sub, "best_sub.dta")
--> End of R output from source file: mysubset.R
```

结果文件保存在 C:\Users\Administrator\Documents，可以使用 Stata 打开,用 list 命令查看。

```
. use "C:\Users\Administrator\Documents\best_index.dta", clear
. list
```

	RSQ	RSS	adjR2	CP	BIC	ID
1.	.8698882	2730.11	.8660614	83.70534	-66.24996	1
2.	.9232155	1611.155	.9185619	38.28266	-81.65251	2
3.	.9624649	787.592	.958946	5.379088	-103.8351	3
4.	.9670925	690.4906	.9628464	3.263818	-104.9884	4
5.	.9673889	684.2729	.9619537	5.000304	-101.7305	5
6.	.9673892	684.2657	.9606421	7	-98.1474	6

```
. use "C:\Users\Administrator\Documents\best_ vars.dta"
. list
```

	AdjR2	CP	BIC
1.	bmxht	bmxht	bmxht
2.	bmxarmc	bmxarmc	bmxarmc
3.	bmxwaist	bmxwaist	bmxwaist
4.	bmxhip	bmxhip	bmxhip

第五节 逐步回归

一、向前逐步回归

从 p 个特征中任意选择 1 个,建立 C$(p,1)$个模型,选择最优的一个(RSS 最小或 R^2 最大);之后每迭代一次就加入一个特征,重复以上过程,直到用全部 p 个特征建模,迭代完成;然后,从选出的 p 个模型中选择最优的模型。

Stata 最优子集选择使用 subset 命令,model(modeltype),指定需要估计的模型形式,选择模型形式 forward。

```
. use "D:\Stata\data\NHANES2017.dta",clear
. set seed 626
. sample 60,count
. drop _merge
. subset bmxwt bmxht bmxleg bmxarml bmxarmc bmxwaist bmxhip,///
> model(forward) rversion(4.3.2) ///
> nvmax(1) index_values("f_index") ///
> matrix_results("f_results") optimal_vars("f_vars")
. use "C:\Users\Administrator\Documents\f_index.dta", clear
```

```
. list
```

	RSQ	RSS	adjR2	CP	BIC	ID
1.	.8698882	2730.11	.8660614	83.70534	-66.24996	1
2.	.9232155	1611.155	.9185619	38.28266	-81.65251	2
3.	.9624649	787.592	.958946	5.379088	-103.8351	3
4.	.9670925	690.4906	.9628464	3.263818	-104.9884	4
5.	.9673889	684.2729	.9619537	5.000304	-101.7305	5
6.	.9673892	684.2657	.9606421	7	-98.1474	6

```
. use "C:\Users\Administrator\Documents\f_vars.dta"
. list
```

	AdjR2	CP	BIC
1.	bmxht	bmxht	bmxht
2.	bmxarmc	bmxarmc	bmxarmc
3.	bmxwaist	bmxwaist	bmxwaist
4.	bmxhip	bmxhip	bmxhip

二、向后逐步回归

一开始就用 p 个特征建模,之后每迭代一次就舍弃一个特征,从选出的 p 个模型中选择最优的模型。

Stata 最优子集选择使用 subset 命令,model(modeltype),指定需要估计的模型形式,选择模型形式 backward。

```
. use "D:\Stata\data\NHANES2017.dta",clear
. set seed 626
. sample 60,count
. drop _merge
. subset bmxwt bmxht bmxleg bmxarml bmxarmc bmxwaist bmxhip,///
> model(backward) rversion(4.3.2) nvmax(1) ///
> index_values("b_index") ///
> matrix_results("b_results") optimal_vars("b_vars")
. use "C:\Users\Administrator\Documents\b_index.dta", clear
. list
```

	RSQ	RSS	adjR2	CP	BIC	ID
1.	.8698882	2730.11	.8660614	83.70534	-66.24996	1
2.	.9232155	1611.155	.9185619	38.28266	-81.65251	2
3.	.9624649	787.592	.958946	5.379088	-103.8351	3
4.	.9670925	690.4906	.9628464	3.263818	-104.9884	4
5.	.9673889	684.2729	.9619537	5.000304	-101.7305	5
6.	.9673892	684.2657	.9606421	7	-98.1474	6

```
. use "C:\Users\Administrator\Documents\b_vars.dta"
. list
```

	AdjR2	CP	BIC
1.	bmxht	bmxht	bmxht
2.	bmxarmc	bmxarmc	bmxarmc
3.	bmxwaist	bmxwaist	bmxwaist
4.	bmxhip	bmxhip	bmxhip

第六节　Lasso 回归

在统计学和机器学习中,Lasso 回归是一种同时进行特征选择和正则化的回归分析方法,旨在增强统计模型的预测准确性和可解释性,

正则化是一种回归的形式,它将系数估计朝零的方向进行约束、调整或缩小。也就是说,正则化可以在学习过程中降低模型的复杂度和不稳定程度,从而避免过拟合的危险。

多元线性回归模型中,如果预测特征数量太多,容易造成过拟合使测试数据误差方差过大;简化模型是减小方差的一个重要途径。除了直接对特征筛选,也可以进行特征压缩,减少某些不重要的特征系数,系数压缩至 0 就可以舍弃该特征。

压缩估计方法基于全部 p 个预测变量进行模型拟合, 通过最小化 $RSS + \lambda \sum_{j=1}^{p} |\beta_j|$ 对回归系数进行估计。在线性回归模型中,通常有两种不同的正则化项:所有参数(不包括截距)的绝对值之和,即 L_1 范数;所有参数(不包括截距)的平方和开平方,即 L_2 范数。对于线性回归模型,使用 L_1 正则化的模型叫作 Lasso 回归。

选择一个合适的 λ 值对 Lasso 十分重要, 当调节参数 λ 足够大时,L_1 惩罚项具有将其中某些系数的估计值强制设定为 0 的作用。因此,Lasso 完成了变量选择,得到了稀疏模型,即只包含所有变量的一个子集的模型。通过系数缩减(正则化)减少回归系数的方差。

```
. use "D:\Stata\data\NHANES2017.dta",clear
```

```
. set seed 626

. sample 60,count

. lasso linear bmxwt bmxht bmxleg bmxarml bmxarmc bmxwaist bmxhip,
> selection(cv, alllambdas) stop(0) rseed(12345)
Evaluating up to 100 lambdas in grid ...
Grid value 1:     lambda = 22.51709   no. of nonzero coef. = 0
Grid value 2:     lambda = 20.51673   no. of nonzero coef. = 1
Grid value 3:     lambda = 18.69408   no. of nonzero coef. = 1
Grid value 4:     lambda = 17.03335   no. of nonzero coef. = 1
Grid value 5:     lambda = 15.52015   no. of nonzero coef. = 1
Grid value 6:     lambda = 14.14139   no. of nonzero coef. = 2
Grid value 7:     lambda = 12.8851    no. of nonzero coef. = 3
Grid value 8:     lambda = 11.74043   no. of nonzero coef. = 3
Grid value 9:     lambda = 10.69744   no. of nonzero coef. = 3
Grid value 10:    lambda = 9.747109   no. of nonzero coef. = 4
Grid value 11:    lambda = 8.881203   no. of nonzero coef. = 4
Grid value 12:    lambda = 8.092221   no. of nonzero coef. = 4
…(省略)
Grid value 99:    lambda = .0024712   no. of nonzero coef. = 6
Grid value 100:   lambda = .0022517   no. of nonzero coef. = 6

10-fold cross-validation with 100 lambdas ...
Fold  1 of 10:   10....20....30....40....50....60....70....80....90....100
Fold  2 of 10:   10....20....30....40....50....60....70....80....90....100
Fold  3 of 10:   10....20....30....40....50....60....70....80....90....100
…(省略)
Fold  8 of 10:   10....20....30....40....50....60....70....80....90....100
Fold  9 of 10:   10....20....30....40....50....60....70....80....90....100
Fold 10 of 10:   10....20....30....40....50....60....70....80....90....100
... cross-validation complete
Lasso linear model                    No. of obs         =       36
                                      No. of covariates  =        6
Selection: Cross-validation           No. of CV folds    =       10
```

ID	Description	lambda	No. of nonzero coef.	Out-of-sample R-squared	CV mean prediction error
1	first lambda	22.51709	0	-0.0389	605.514
46	lambda before	.3422397	4	0.9430	33.22304
* 47	selected lambda	.3118361	4	0.9430	33.21099
48	lambda after	.2841334	4	0.9430	33.2325
100	last lambda	.0022517	6	0.9351	37.85285

```
* lambda selected by cross-validation.
```

选项 alllambdas 和 stop(0) 一起确保搜索交叉验证网格。

1. 10 折交叉验证选择 λ 值(图 9-5)

`.cvplot`

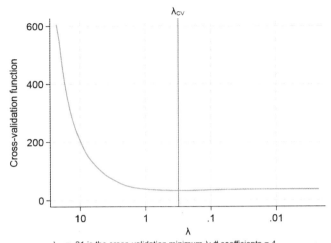

λ_{CV} = .31 is the cross-validation minimum λ; # coefficients = 4.

图 9-5 交叉验证选择 λ 值

2. 系数路径图(图 9-6)

`. coefpath`

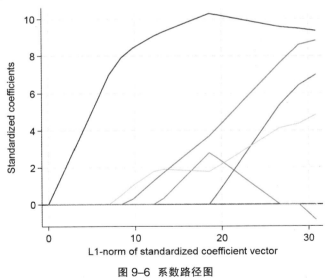

图 9-6 系数路径图

系数路径图的 x 轴显示了惩罚系数的绝对值之和(从 0 到 30)。

3. 系数路径图(x 轴对数尺度)(图 9-7)

`. coefpath, xunits(lnlambda)`

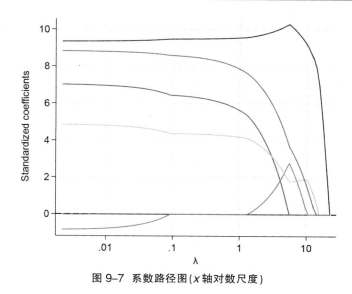

图 9-7 系数路径图(x 轴对数尺度)

selection（cv, alllambdas）是交叉验证模式（默认 10 折交叉验证）,selection(bic),是贝叶斯信息准则(Bayesian Information Criterion,简称 BIC)选择惩罚参数 λ。

4. 查看选值过程

在协变量进入或离开模型时显示它们的结果以及合适的度量。

```
. lassoknots
```

ID	lambda	No. of nonzero coef.	CV mean pred. error	
2	20.51673	1	550.0668	A bmxwaist
6	14.14139	2	312.4068	A bmxarmc
7	12.8851	3	277.3176	A bmxhip
10	9.747109	4	199.6335	A bmxarml
17	5.082151	5	105.8359	A bmxht
32	1.258888	4	40.50073	R bmxarml
* 47	.3118361	4	33.21099	U
61	.0847754	5	35.6123	A bmxarml
85	.0090902	6	37.66265	A bmxleg
100	.0022517	6	37.85285	U

```
* lambda selected by cross-validation.
```

Variables (A)dded, (R)emoved, or left (U)nchanged

5. 提取 Lasso 回归估计后选定变量的系数

```
. lassocoef,display(coef)
```

	active
bmxht	6.247106
bmxarmc	4.328582
bmxwaist	9.494817
bmxhip	8.415807
_cons	0

6. 计算预测的拟合优度、均方误差和 R^2

lassogof 在 lasso 回归之后计算预测的拟合优度、预测的均方误差和 R^2。

`. lassogof`

Penalized coefficients

MSE	R-squared	Obs
24.94883	0.9649	37

7. 报告诸如因变量、选择方法等的套索信息以及一个或多个模型的非零系数的数量

`. lassoinfo`
    Estimate: active
    Command: lasso

Dependent variable	Model	Selection method	Selection criterion	lambda	No. of selected variables
bmxwt	linear	cv	CV min.	.3118361	4

8. 贝叶斯信息准则(BIC)选择惩罚参数 λ(图 9-8)

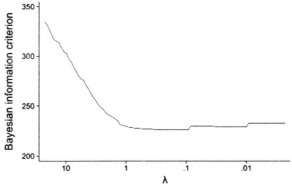

图 9-8　贝叶斯信息准则(BIC)选择惩罚参数 λ

参考文献

［1］Gareth James,Daniela Witten,Trevor Hastie and Robert Tibshirani. 2021. An Introduction to Statistical Learning.Second Edition.New York：Springer.

［2］Paul Newbold,William L. Carlson,Betty M. Thorne.Statistics for Business and Economics［M］.Eighth Edition. Boston：PEARSON,2013.

［3］MARIO F. TRIOLA. ELEMENTARY STATISTICS ［M］. 13th EDITION. Boston：PEARSON,2018.

［4］Jeffrey M. Wooldridge. Econometric Analysis of Cross Section and Panel Data ［M］. 2nd ed. Massachusetts：MIT Press,2010.

［5］Lawrence C. Hamilton.Statistics with STATA ［M］. New York：Duxbury Press,2005.

［6］John E. Freund Benjamin M. Perles. Modern Elementary Statistics［M］. Twelfth Edition. Boston ：PEARSON,2014.